中医食养

24节气顺时药膳

杨剑桥 于薇 孙鹏 主编

化学工业出版社
·北京·

内容简介

本书从节气入手，详细讲解24节气相关养生知识，按照节气配伍食疗养生药膳方，介绍药膳组成食材、制法用法及其功效等。让读者了解健康饮食与节气的关系，体会传统中医的养生智慧，教大家如何顺应节气规律来养生，顺时而食。

本书图文并茂，易学易懂，适合对中医养生和药膳感兴趣、想通过食疗养生的读者参考阅读。

图书在版编目（CIP）数据

中医食养 ：24节气顺时药膳 / 杨剑桥，于薇，孙鹏主编. -- 北京 ：化学工业出版社，2024. 6

ISBN 978-7-122-45014-2

Ⅰ. ①中… Ⅱ. ①杨… ②于… ③孙… Ⅲ. ①食物养生—药膳 Ⅳ. ①R247.1②TS972.161

中国国家版本馆CIP数据核字(2024)第083886号

责任编辑：满孝涵　　　　装帧设计：史利平
责任校对：宋　夏

出版发行：化学工业出版社
（北京市东城区青年湖南街13号　邮政编码100011）
印　　装：北京盛通印刷股份有限公司
710mm×1000mm　1/16　印张12½　字数184千字
2024年10月北京第1版第1次印刷

购书咨询：010-64518888　　　　售后服务：010-64518899
网　　址：http://www.cip.com.cn
凡购买本书，如有缺损质量问题，本社销售中心负责调换。

定　　价：58.00元

编写人员名单

主编

杨剑桥　于　薇　孙　鹏

副主编

鄢　雪　王　淇　刘佳鸿

编者（按汉语拼音排序）

曹　琳　孙维琦　赖亚辉　王　淇　刘佳鸿　鄢　雪　刘　莹　杨剑桥　吕红梅　衣　丹　马嘶鸣　于　薇　申成竹　赵　臣　孙　鹏　赵奎凯

前言

身心健康，由饮食开始。食物既可以为人体提供必需和非必需的营养素，又带着特有的性味归经作用于人体。当前，越来越多的人重视食物的营养属性，但却忽略了前人多年经验总结的“药食同源”理论。其实在“药食同源”的概念被确立后，药膳就出现在历史的舞台上，在日常生活中扮演着重要角色，例如上火的时候不要吃辛辣、皮肤起疹子避免食用发物、秋天燥咳可以吃点梨润肺、吃海鲜的时候放点姜丝祛寒。

运用药食同源理论，通过食药物质及普通食材的合理搭配，以达补泻纠偏、调理体质目的，这种方法称为药膳。适当的药膳搭配不仅能够改善身体状况，还能提升整体健康水平。顺应自然气候的饮食，有着药物不可比拟的强身健体的作用，可以作为治疗疾病的辅助手段、养生保健的重要方式。

自2017年起，笔者顺应24节气给出食养建议及推荐膳食，自后每年根据实践经验完善食疗方，每节气按人群特点分为食养篇、食治篇，在各媒体上受到读者广泛好评。因此，特将文章整理、考证、精编，形成本书。本书内容通俗易懂、简单方便、易学易用，适合中医爱好者及广大有养生需求者阅读、使用。可根据不同节气的常人食养、易发病食治，尝试本书推荐的食疗方法，调体健身。

目录

一、24节气食养的由来

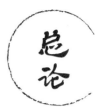

“民以食为天”，人生存的物质条件之一就是食物。食物本身具有“养”和“疗”两个方面的作用。广义食养包括食养和食疗，狭义食养是指科学地搭配食物，为机体提供必需营养物质的饮食模式。食疗又称“食治”，这里的“食疗”“食治”并不等同于药物治疗，而是多用于维护健康、辅助治疗的一种方式，是在中医理论指导下，利用食物所含性味功效，作用于一定的脏腑，达到调和气血、平衡阴阳、扶正固本、延年益寿的目的。

食疗的理论基础源于丰厚的中医文化和饮食文化，这绝不仅仅是一种简单的饮食观，而且具有理论系统、形式多样、方法独特、使用方便、功能完备的特点。但食物并不能代替药物，后者药效强，见效快，效果明显，适用范围主要是确诊为某种疾病的患者，配伍或用量不当容易产生较大的毒副作用，损害人体健康；食物药效弱，时间长，见效慢，不良反应少，适用于健康、亚健康人群或是一些慢性病患者的调养。许多食物也是药物，二者同样能够防治疾病，故有“药食同源”之说。

中医基础理论中就有“三因制宜”的说法，即因人、因地、因时调整养生、用药的思路。作为天文知识的基础的“二十四节气”，在我国有着悠久的历史，这一时间认知体系被国际气象界誉为“中国的第五大发明”。

从“二十四节气”气候、物候特点，顺应自

然，进行合理科学的饮食调养，更有助于人们防病治病，健康生活。

本书主张饮食内容要尽量顺应大自然，符合自然规律，也就是“天人合一”。本书倡导人体的一切生命活动需顺应四时的阴阳消长，以24节气为主线，指导大家一年中如何遵循自然规律，调整饮食内容，提高身体素质。

二、24节气食养的纲领

人是自然界的产物，自然界的阴阳消长运动影响着人体阴阳之气的盛衰，人体顺应四季、二十四节气、七十二物候的变化，增强调节生命节律的能力，保持人体内外环境的统一，达到“未病先防”的目的。人在养生中要顺应四时阴阳这个根本，“平调阴阳、以合四时”，即主动进行内脏与外部环境的协调，才能保证身体健康。

那么，怎样顺时养生呢？

1. 春夏养阳、秋冬养阴

“春夏养阳、秋冬养阴”出自《黄帝内经·素问·四气调神大论》。自然界春生、夏长、秋收、冬藏，而人也需顺应生、长、收、藏的特点。春夏阳气盛，应顺其生长之气养阳，秋冬阴气盛，应顺其收藏之气以养阴。而春夏所保养的阳气，又为秋冬的收藏作准备；秋冬所保养的阴气，又为第二年春夏的生长作准备，如此则阴阳平衡。

2. 五脏应五时

中医学认为，肝主春、心主夏、脾主长夏、肺主秋、肾主冬（中医学将夏季分为两部分，7月底至8月初称为长夏）。其含义是说春天肝脏功能旺盛，夏天心脏功能旺盛，长夏脾脏功能旺盛，秋天肺脏功能旺盛，冬天肾脏功能旺盛（需要注意的是，中医学的五脏概念与西医学的五脏并不相同）。由于五脏在不同季节的功能盛衰不同，因此在食养上就要有侧重点，即在春天注意养肝，夏天注意养心，长夏注意养脾，秋天注意养肺，冬天注意养肾。

3. 在换季时节要特别注意预防疾病发生、发展

因为一些急病、重症、慢性病患者往往在节气前后发病或疾病恶化，即使是无病的健康人，若在季节更换时不注意养生，也会感到身体不舒服。值得注意的是，不仅在春、夏、秋、冬四季节的转换时要注意养生，即使是小的节气变换也要注意养生保健。

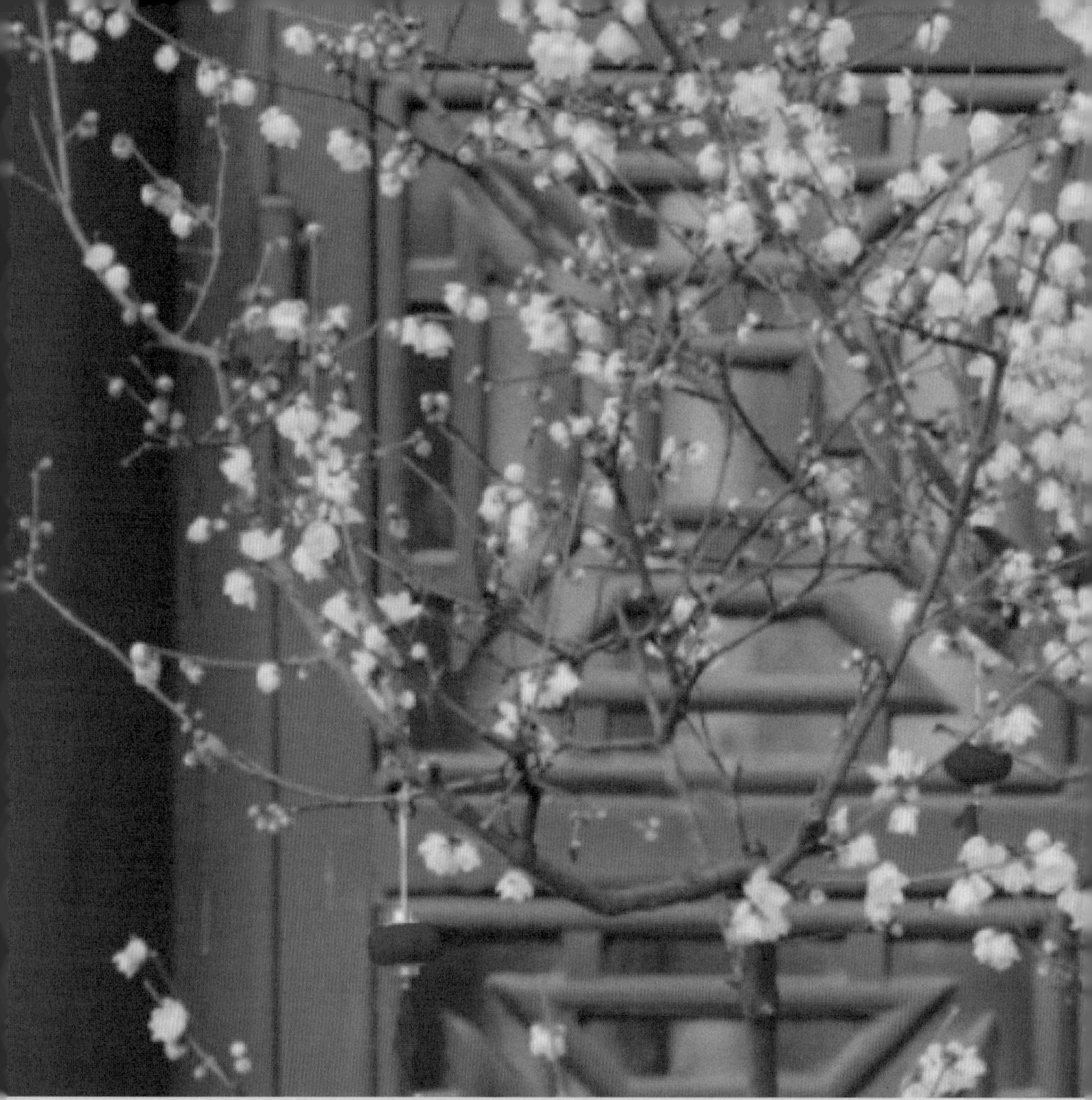

四时之始为立春，
倒春寒来忌寒凉，
注意防治咽炎、咳嗽等病症。

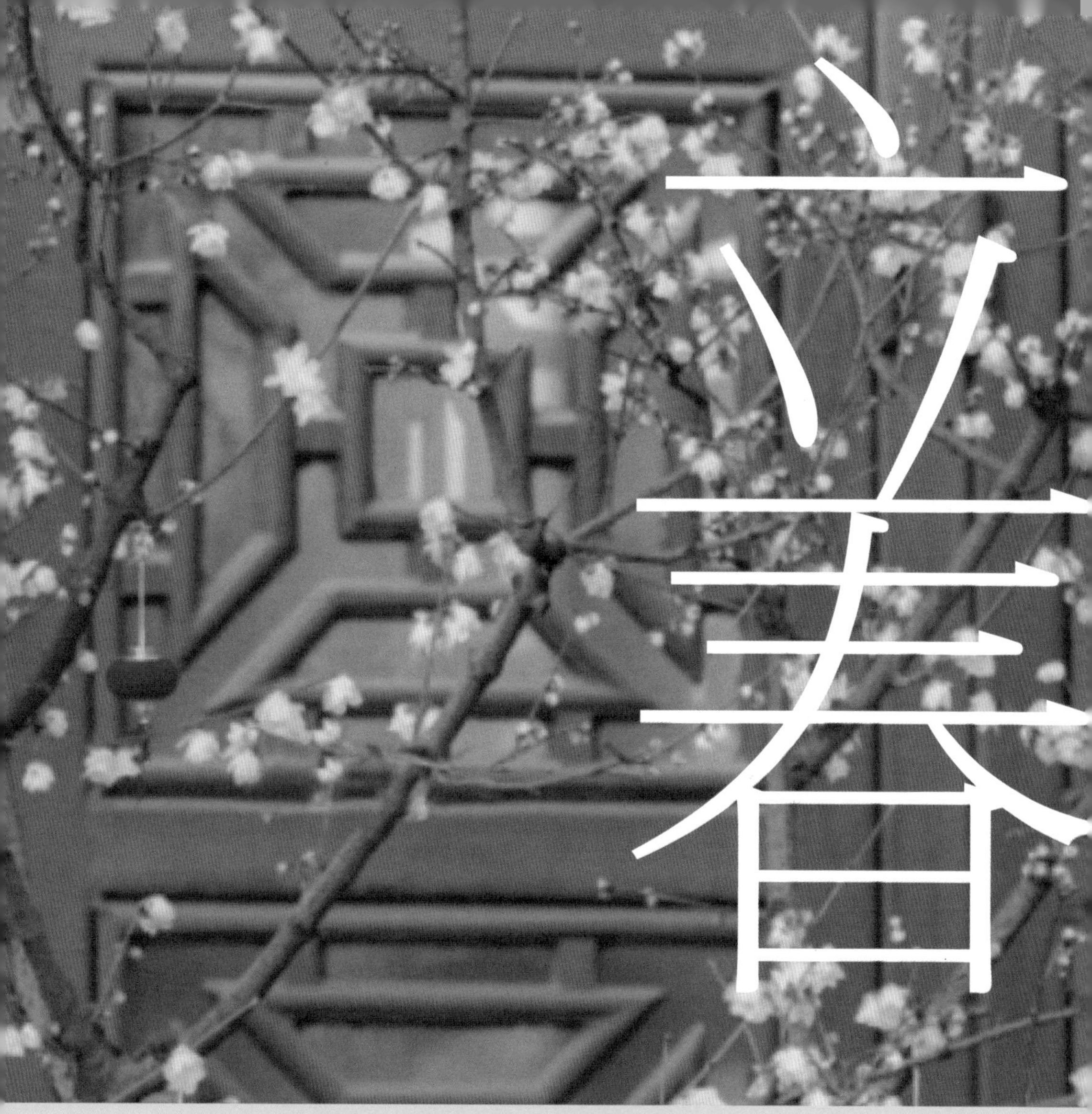

立春

立

建始也

五行之气

往者过

来者续

于此而春木之气始至

故谓之立也

二十四节气中的第一个节气

春季的第一个节气——立春

春季从立春开始，历经雨水、惊蛰、春分、清明、谷雨六个节气。“立”为开始之意，立春揭开了春天的序幕，鸟鸣、雪融、鱼游都表示万物复苏的春季开始了。立春节气一般开始于每年的2月3日~5日。

立春·三候

一候，东风解冻 | 形容东风送暖，大地开始解冻，气温逐步回升。

二候，蛰虫始振 | 蛰，藏也；振，动也。密藏之虫，因气至，而皆苏动之矣。形容蛰居的虫类慢慢在洞中苏醒的物候现象。

三候，鱼陟负冰 | 陟，升也。鱼当盛寒伏水底而遂暖，至正月阳气至，则上游而近冰，故曰负。形容鱼开始到水面上游动，由于此时水面上还有没完全融化的碎冰片，如同被鱼背负着一般浮在水面的物候现象。

立春·食养

立春作为二十四节气之一，与立夏、立秋、立冬一样，反映着一年四季的更替，还意味着一个新的轮回已开启，是新的一年之始。立春不仅是干支历二十四节气中的第一个节气，而且在自然界、在人们的心目中，春意味着风和日暖、鸟语花香，也意味着万物生长、春耕播种，所谓“一年之计在于春”。

春季如何养生？《黄帝内经·素问·四气调神大论》有：“春三月，此谓发陈。天地俱生，万物以荣，夜卧早起，广步于庭，被发缓形，以使志生；生而勿杀，予而勿夺，赏而勿罚，此春气之应，养生之道也。逆之则伤肝，夏为寒变，奉长者少。”

这是《黄帝内经》中春季的养生原则。春季是陈推出新、生命萌发的时令。天地自然富有生气，万物欣欣向荣。人们日常生活应该注意保养生发之气：天黑就睡，早晨天亮就起床，披散开头发，解开衣带，使形体舒缓，在庭院中漫步，使精神愉悦，保持生机。如果违逆了春季自然之道，便会损伤肝，使提供给夏长之气不足，到夏季阳气不足，就容易生病。

饮食宜平补而非滋补

中国幅员辽阔，各地气候相差悬殊，“立”的具体气候意义并不适用于全国各地，所对应的地域只是我国华南地区，分界线在广西桂林到江西赣州一线。立春时（日平均气温连续5天达10℃以上算入春），此线以南地区，已有春的气息了，但我国93%的陆地面积上都还是冬，至于北部的黑龙江，往往是在谷雨立夏时才入春。此时气候最大的特点就是乍暖还寒，具体表现就是日夜温差较大。

食物分寒、热、温、凉、平五种属性。立春后，人的阳气开始生发，而外界寒邪会抑制这种涌动，易形成肝火内郁。如果此时过于滋补将使人内热上行心肺，容易诱发感冒、发烧、咽炎、咳嗽等疾病。因此，立春节气应多选择平性食物，少吃或不吃温性、热性食物，如辣椒、羊肉、海参、白酒等。建议多吃蔬菜，如白萝卜、白菜、春笋、荠菜、莴笋、黄豆芽、绿豆芽、菠菜、芹菜、百合等，有利于清内热。

饮食宜少酸增甘

立春食养中的“养”，具有调畅、顺应、保养、储备之意。根据节气调整饮食内容其目的在于保证阳气顺应时序规律进行生、长、收、藏，立春节气养阳不是补阳气，而重在平息风阳。

饮食味道上应减少酸味食物，适当增加辛、甘之品，以助阳气生发，如生姜、葱、香菜、韭菜、洋葱、香菇等。春季饮食强调“少酸增甘”的原因，一是，在五脏与五味的关系中，酸入肝，具有收敛之性，不利于阳气的生发和肝气的疏泄。二是，多吃酸会使肝的功能过于强大，而木（肝）克土（脾），肝气过于旺盛，则容易克制脾胃功能的正常运作，所以要多吃些甘味食物（甘入脾），以增强脾的功能。

因为这样的“少酸增甘”饮食，春季肝才好蓬勃地生发，也避免了肝木生发太过，则克伤脾土。其他具有柔肝养肝、疏肝理气作用的食药物质可适当增加，如花生、郁金、丹参等。大枣、山药最宜春季食用。山药性甘味平，具有健脾养肝、滋肺益气、补肾固精的功效；大枣性味甘平，是滋养血脉、强健脾胃的佳品。

忌寒凉、刺激性食物

过食性味寒凉的食品容易伤及脾阳，应尽量少吃或不吃寒凉之品。少食生冷、酸涩收敛制品，以防肝气不舒，如柑橘、柠檬、乌梅等。搭配一些健脾益气的食材一同烹饪，更有助于食物营养作用的发挥与吸收，如大枣、山药等。

推荐膳食：桂韭姜虾

【材料准备】

主要食材：虾仁30克，韭菜10克，鸡蛋1枚，盐、葱花、调和油适量。

食药物质：肉桂1克，生姜末3克。

【制作方法】

（1）韭菜洗净切小段。虾仁去虾线洗净，焯水备用。

（2）先把油烧热，放入葱花变色出香后捞出。将鸡蛋打散搅匀，放锅中摊熟成块后出锅。

（3）重新少加油加热，放入姜末，把虾仁和韭菜放入后翻炒。

（4）肉桂煮汤，然后把煮好的肉桂汁倒入锅中，和虾仁一起小火熬至黏稠。

（5）把鸡蛋放入搅拌均匀，当彻底熟透后出锅即可。

【功效】温补阳气，驱寒暖身。

【食用方法】一人份，可在节气内常规食用。

【适用人群】阳虚体寒者。

【膳食点评】此时天气依然寒冷，可能出现“倒春寒”，桂韭姜虾可以补充阳气，用肉桂、韭菜、虾仁温补阳气，促进阳气的产生，驱散冬天剩余的寒邪。因为此时寒气重，所以用了肉桂温阳。阳气旺则不易感邪。

立春·食治

倒春寒，是比冬天的冷风还厉害的一种寒流。倒春寒对患有高血压、心脏病的人威胁极大，可能会导致高血压患者发生脑卒中即中风，诱发心绞痛或心肌梗死。儿童也容易在此时罹患百日咳、猩红热、感冒等疾病。除此之外，咽炎、咳嗽此时也多有发生。

立春气候变化较大，天气乍寒乍暖，由于人体腠理开始变得疏松，对寒邪的抵抗能力有所减弱，同时，春应肝，若起居失常，易形成肝火内郁。内热上行于咽喉，则诱发喉痹。内热上行于肺，则诱发咳嗽。

1. 喉痹

喉痹是以咽痛或异物感不适，或喉底有颗粒状突起为主要特征的咽部疾病。西医学的咽炎可参考本病进行辨证施治。临床表现如下：起病急者，多以咽部疼痛为主，吞咽时咽痛加重；病久者，则可出现咽干、咽痒、咽部微痛及灼热感、异物感、哽咽不利等咽喉不适的症状。

饮食以清淡为主，忌过食辛辣、醇酒及肥甘厚味，少食油炸、熏烤类食物，多食新鲜水果、蔬菜类，选择温甘食物为主。

推荐代茶饮

【材料准备】

食药物质：桔梗10克、金银花5克、麦冬10克、玄参10克、甘草3克。

【制作方法】将上述材料加入沸水焖泡约20分钟。

【功效】清热滋阴，祛痰利咽。

【用法】可反复冲泡至味淡，每日一剂。

【适用人群】适用于阴虚火旺、虚火上浮、口鼻干燥、咽喉肿痛等人群。

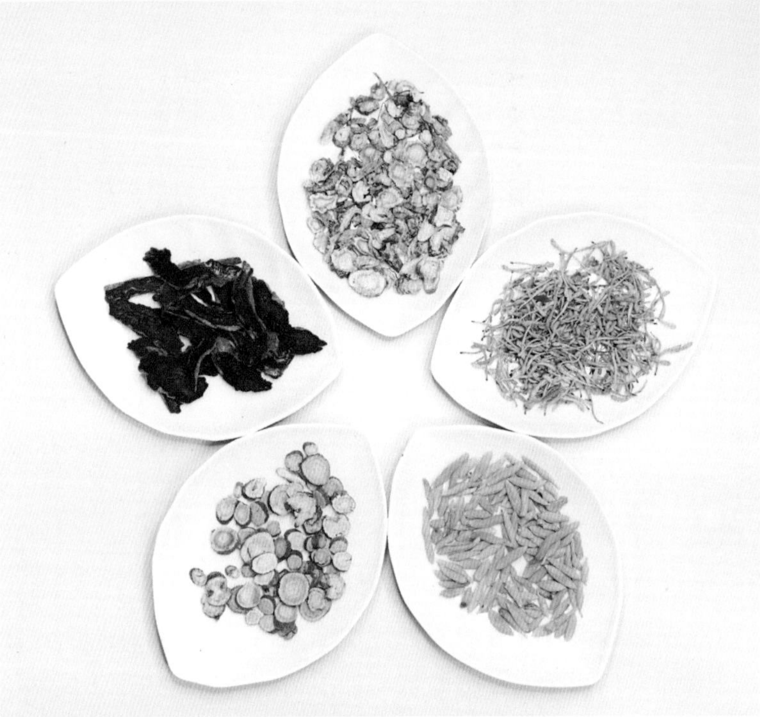

2. 咳嗽

内热上行于肺，肺的宣发肃降失司，肺气上逆，导致咳嗽。此时多表现为肝火犯肺导致的咳嗽。

咳嗽既是一个临床症状，又是中医的一个病名。有声无痰称为咳，有痰无声称为嗽。咳嗽的临床表现如下：阵发性，就是一阵一阵的出现咳嗽的症状，咳嗽的时候可能伴有面赤、咽干口苦、痰黏滞咽喉难出，也可能伴有牵引胸痛，症状随情绪波动增减变化。凡以咳嗽为主要症状的疾病，例如现代医学中的急慢性支气管炎、支气管扩张等病症，均可以清肺泻肝、顺气降火为治疗原则。

饮食以清淡、易消化的食物为主，少量多餐，尽量避免吃一些过于甜腻、过咸的食品，如奶油、蛋糕、腌制食品或酱类等，忌食油腻食物和辛辣食物等；避免吃生冷的食物，忌烟酒，忌饮咖啡等。多吃富含维生素和膳食纤维的蔬菜、水果，适当吃杂粮。

推荐药膳：三鲜汁

【材料准备】

主要食材：藕、荸荠、梨各50克，白砂糖适量。

【制作方法】

（1）上述材料洗净、切小块，备用。

（2）用纱布挤绞出汁液，也可根据口感需要加入适量白砂糖，搅匀即可。

【功效】清热、肃肺、降火。

【食用方法】一人份，每日250毫升，3天为一周期。

【适用人群】内火犯肺，肺失清肃咳嗽者。主要证候为咽干，常感痰滞咽喉而咳之难出，量少质黏，舌苔薄黄少津，脉弦数或滑数。

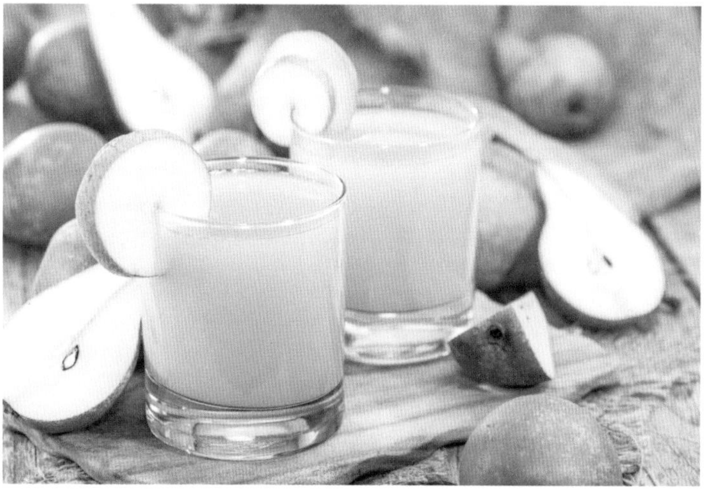

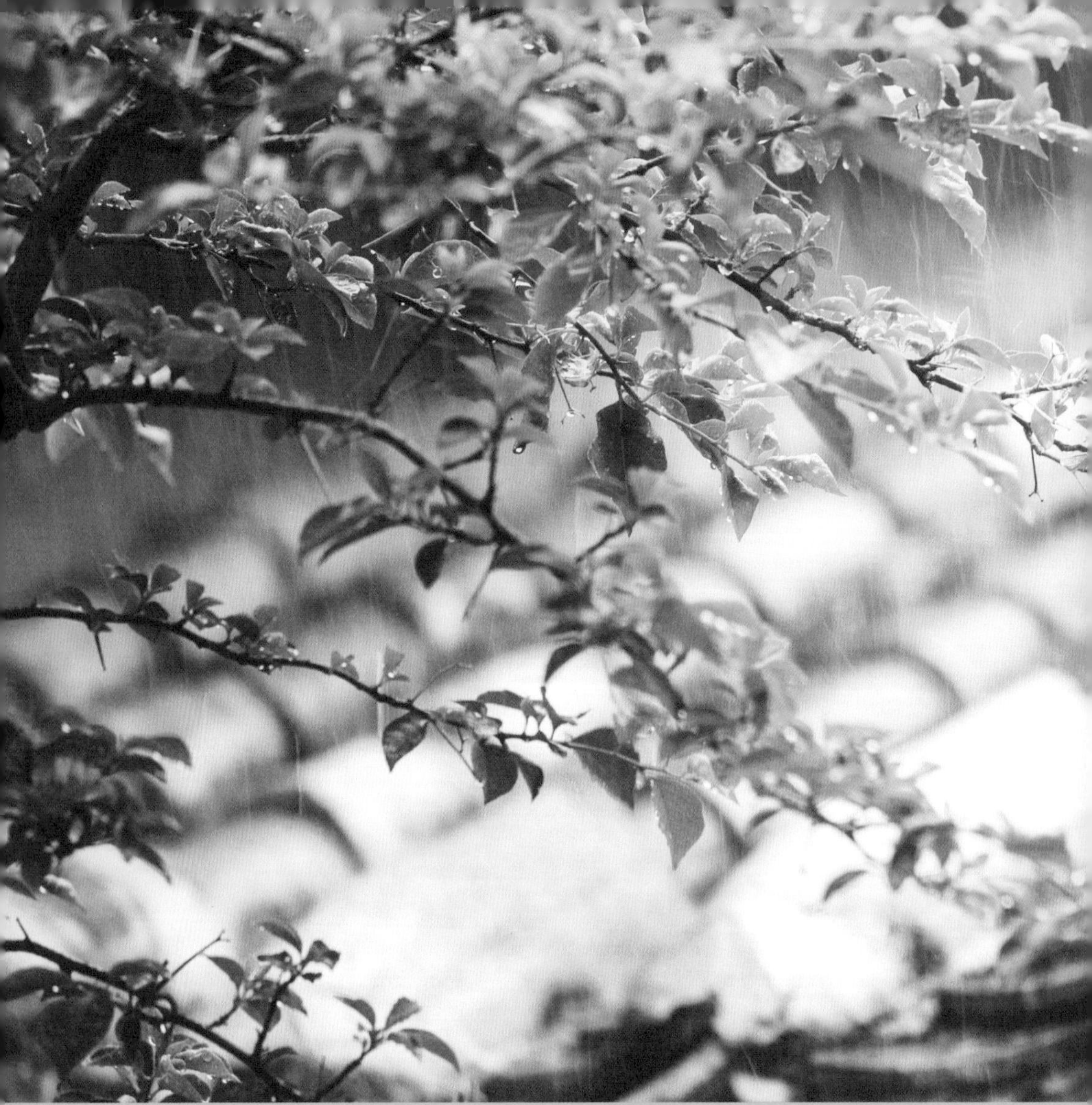

好雨知时节，

雨水节气易湿邪困脾，

蒙塞心窍，

注意防治多寐、消化不良等病症。

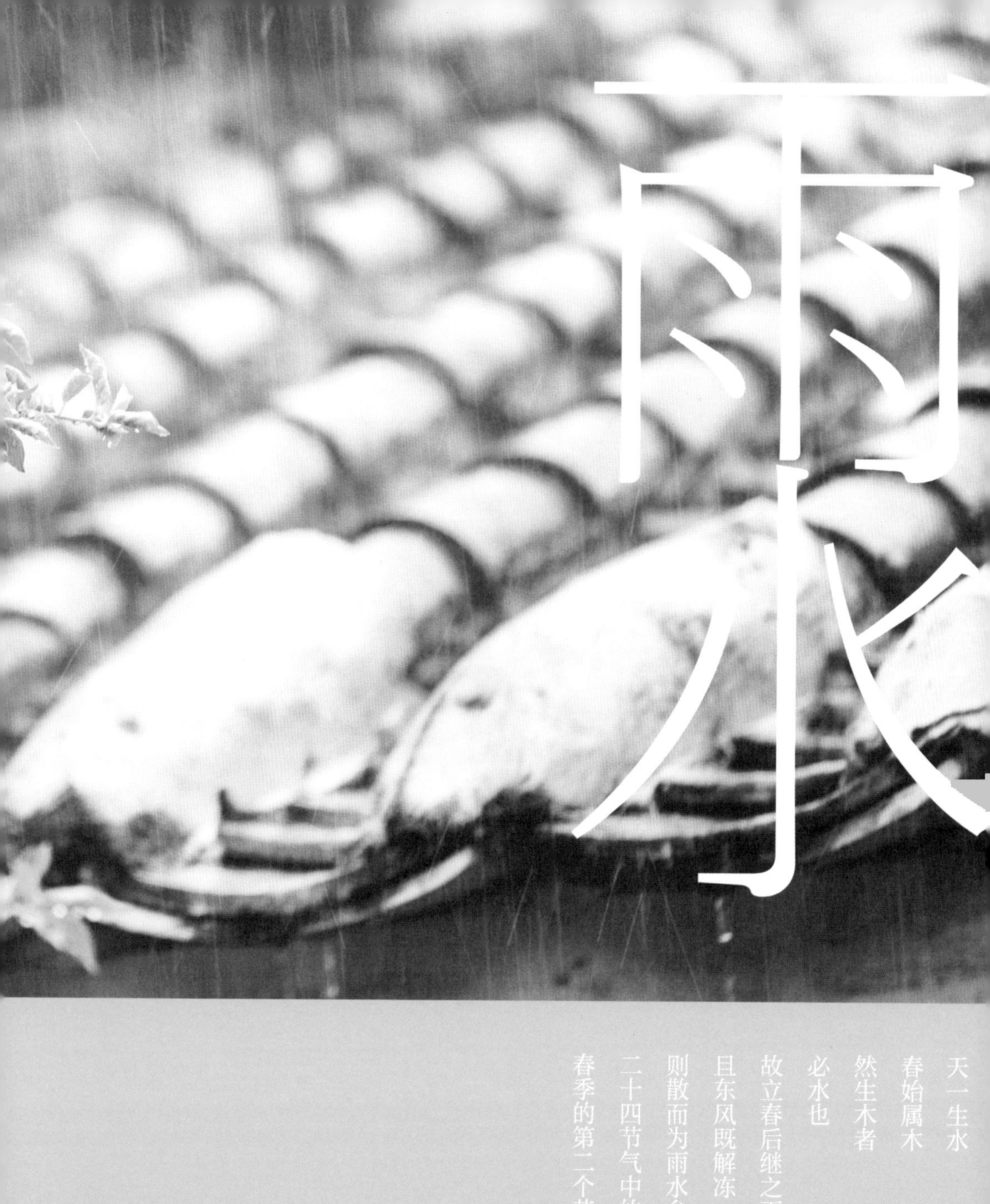

天一生水
春始属木
然生木者
必水也
故立春后继之雨水
且东风既解冻
则散而为雨水矣
二十四节气中的第二个节气
春季的第二个节气——雨水

雨水是反应降水现象的节气，标志着降雨开始、雨量渐增。此时是全年寒潮过程出现最多的时节之一，气温忽冷忽热。呈现出北方阴寒未尽，南方春意盎然的物候。雨水节气一般开始于每年的2月18日~20日。

雨水·三候

一候，獭祭鱼 | 指水獭捕捉到鱼后会将其排列在岸边，古人将此现象与祭拜联想在一起，仅是形容此捕鱼的物候现象。

二候，候雁北 | 雁，知时之鸟。指大雁随天地阴阳之气而南北往来，热归塞北，寒来江南，以适应气候。

三候，草木萌动 | 天地之气交而为泰，大地渐渐出现生机，呈现出一派欣欣向荣的景象，故草木萌生发动矣。

雨水·食养

此时，气温回升、冰雪融化、降水增多，故取名为雨水。气候变化不稳容易导致情绪波动、影响血压，诱发心脑血管疾病。此时宜保持心境平和，情绪稳定，气血和畅，这样元气充沛才能保证身心健康。另外，白天渐长，黑夜渐短，自然界阳气渐长。而阳主动，阴主静，此时，应顺应天气的变化，跟着自然界的节奏来安排生活，规律作息，适当运动。因此，雨水节气养生要晚睡早起，才有利于肝气的升发。

雨水节气，寒气始退，阳气生发，此时人们的机体调节功能还跟不上天气的变化，稍不注意，伤风感冒就会乘虚而入。春捂原则是“上薄下厚”，即随着气温逐渐升高，我们可以优先减上身衣物，但是下半身的保暖裤还要多穿一阵，谨防寒从脚下起。此外，减上衣时也不能忽略后背和腹部的保暖。因为人体背部及腹部分别有统摄人体一身阳气及阴气的督脉与任脉，雨水节气护住此处，可以帮助我们预防感冒及寒性腹泻。

食甘健脾

雨水节气，调养脾胃非常重要。中医认为，脾胃为“后天之本”“气血生化之源”，脾胃健旺是人机体健康的基础。元代著名医家李东垣提出：“内伤脾胃，百病丛生。”调养脾胃，应在日常饮食上根据“食甘健脾”的原则，适当多吃甘味食物，少食用酸味食物。生活中许多食物都属于甘味食物，如米面、山药、大枣、瘦肉、蛋类、牛奶、豆制品、水果等。酸味食物如乌梅、山楂、石榴等适当减少食用，但少酸或增甘不可片面理解，并不是绝对的不食、禁食，而是强调在均衡饮食的基础上适当地增减。同时，少吃油腻食品，减少对脾胃的损伤。

增添“芽”菜

雨水之后自然界地湿之气渐升，人体也处于生发状态。因此可顺应自然变化，饮食内容上增加应季的各类初生的“芽”菜，如豌豆苗、荞麦苗、萝卜苗、黑豆芽等，品尝春鲜的同时，为身体摄入足够的维生素C。饮品推荐花茶，如茉莉花茶。茉莉花茶可激发阳气、舒缓情绪、清香醒脑，非常适合缓解春困和春季情绪问题。

预防寒湿之邪

雨水节气降雨增多，寒湿之邪易困遏脾胃。同时湿邪属阴邪，黏腻重浊，难以祛除，所以雨水节气之后人们应当着重散寒祛湿，健脾益气。例如，做菜以温热为主，尽量不吃生冷、油腻，可放入少量花椒、胡椒、小茴香、生姜调味。同时，应尽量少吃辛辣食品或酸味食物，以免助长肝气、损伤脾胃功能。

推荐膳食：山药金橘小米粥

【材料准备】

主要食材：小米50克，白砂糖适量。

食药物质：鲜山药100克，金橘20克。

【制作方法】

（1）山药去皮，切小块备用；金橘洗净、切开一分为二备用；小米洗净，备用。

（2）将小米与山药块、金橘一同放入锅中，加适量水，熬粥即可。

（3）可加适量白砂糖调味，不宜过量。

【功效】健脾养胃，行气解郁。

【食用方法】一人份，可在节气内常规食用。

【适用人群】适用于一般人群在春季做食养用，亦可调理由于肝郁脾虚引起的腹胀食少、神疲乏力、心烦易怒等症。

【膳食点评】金橘，形体小，呈椭圆状，个头与核桃相仿，肉质紧密，与外皮不易剥离，一般都带皮食用，带有柑橘类特有的清香味。其性温、味辛甘酸，具有行气解郁、生津消食、化痰利咽、醒酒的作用，是脘腹胀满、咳嗽痰多、烦渴、咽喉肿痛者的食疗佳品。

雨水·食治

随着雨水节气的到来，雨量开始增多，自然界中的湿气开始增加，加之在春季，肝旺而脾弱，使脾的运化作用受到影响。脾主运化包括两个方面：一是运化精微，从饮食中吸收营养物质，使其输布于五脏六腑各器官组织；二是运化水湿，配合肺、肾、三焦、膀胱等脏腑，维持水液代谢的平衡。湿邪困脾，蒙塞心窍，引发多寐。

1. 多寐

多寐是指不分昼夜，时时欲睡，呼之即醒，醒后复睡的病证，亦称嗜睡、多眠。湿盛困脾导致的多寐常见以下表现，昏昏嗜睡，肢体沉重，头像蒙裹一层东西一样，上腹部胀满不舒，不欲饮食等。

在饮食方面应注意增加能燥湿健脾、醒神开窍、易于消化的食物，如南瓜、白扁豆、山药、薏苡仁、香菜、紫菜、小茴香等。尤其注意禁食肥甘厚味之品，以防脾胃过度运作，耗伤脾胃之气，出现形有余而气不足。此外，脾在志为思，过思则伤脾，过度消耗脑力，思虑过度，损伤脾胃。现代人的生活方式已改变，多以脑力劳动为主，更易发生“春困”，出现嗜睡的症状，另外，“久坐伤肉”，脾主肌肉，四肢肌肉长期失于运展，脾胃失其所主，久则致脾胃虚弱。应劳逸结合，休息时间尽量在室外放松、运动。

推荐代茶饮：祛湿醒神茶

【材料准备】

食药物质：苍术6克、陈皮3克、茯苓12克、荷叶3克、石菖蒲3克。

【制作方法】将上述材料加入沸水焖泡约20分钟，可反复冲泡至味淡。

【功效】健脾祛湿、开窍醒神。

【用法】每日一剂。

【适用人群】适用于湿盛困脾所导致的多寐、肢体沉重、头重如裹之人。

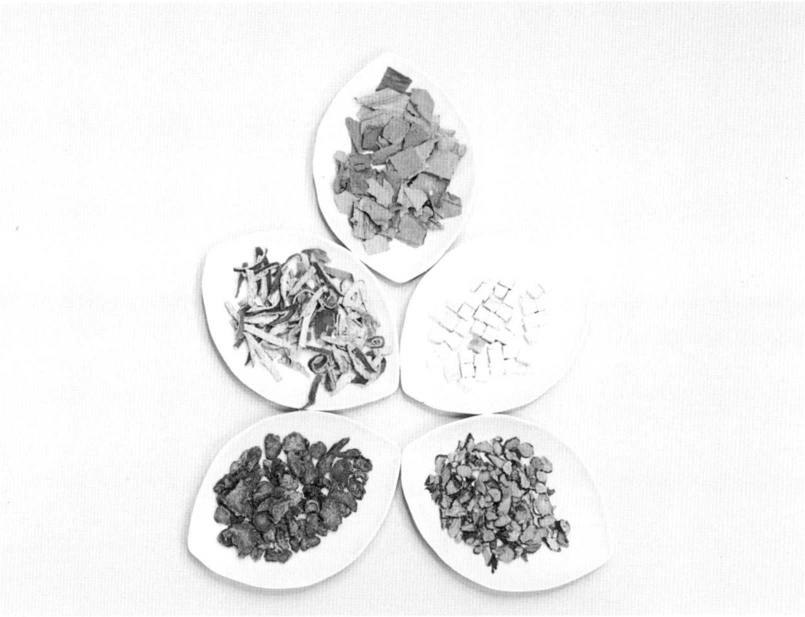

2. 痞满

脾与胃通过经脉的相互络属而构成表里关系，胃主受纳，脾主运化，两者共同完成食物的消化、吸收及其精微的输布，从而滋养全身。脾胃同居中焦，脾主升清，胃主降浊，脾失健运，水湿内生，可以凝聚生痰。痰湿内阻脾胃，使中焦气机不利，脾胃升降失职，而发痞满。

痞满是胸脘痞塞满闷不舒，按之柔软，压之不痛的病症。西医学的慢性胃炎、功能性消化不良等疾病，若出现以上腹部胀满不舒为主症者，都可以参考本病进行辨证论治。

饮食上应保持规律进餐，定时定量进餐。少吃刺激性（辛辣、醇酒以及生冷）食物，选择易消化的细软食物，做到食物多样化，保证食物温热时进食，细嚼慢咽。应在情绪平和时就餐。

推荐药膳：化浊山药粥

【材料准备】

主要食材：山药50克、薏苡仁25克、白扁豆25克。

食药物质：茯苓15克、白术15克、陈皮10克、生山楂10克。

【制作方法】

（1）上述药材煎取药汁，备用。

（2）山药切片，薏苡仁、白扁豆洗净，加入药汁，共同熬粥即可。

【功效】化痰降浊，健脾祛湿。

【食用方法】一人份，可在节气内常规食用。

【适用人群】上腹部胀满不舒，恶心呕吐，口干不欲饮，纳少，身重困倦，食少纳呆，苔厚腻，脉滑之人。

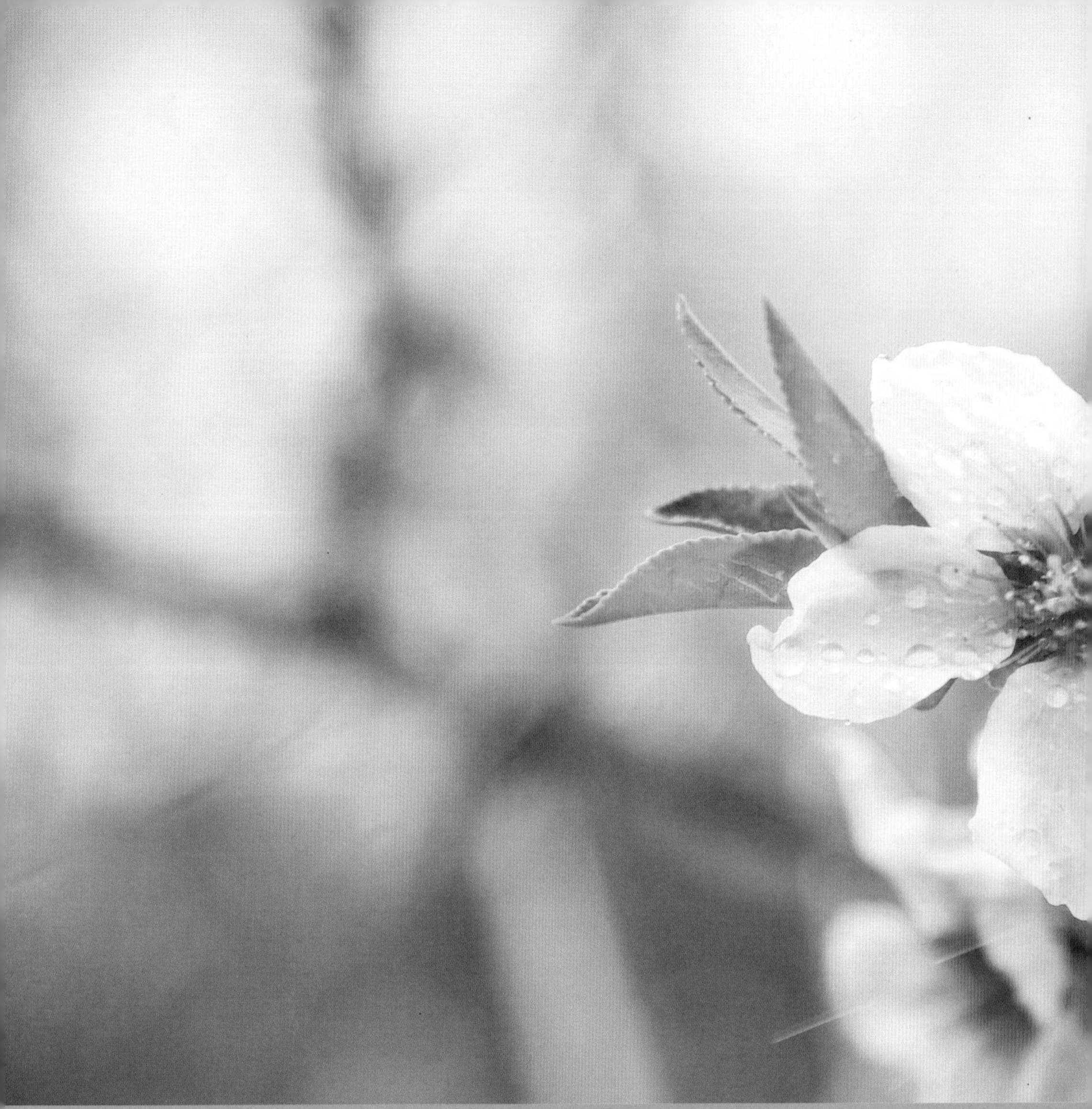

春雷响万物长，
惊蛰健脾疏肝，
注意防治外感发热、腹泻等病症。

惊蛰

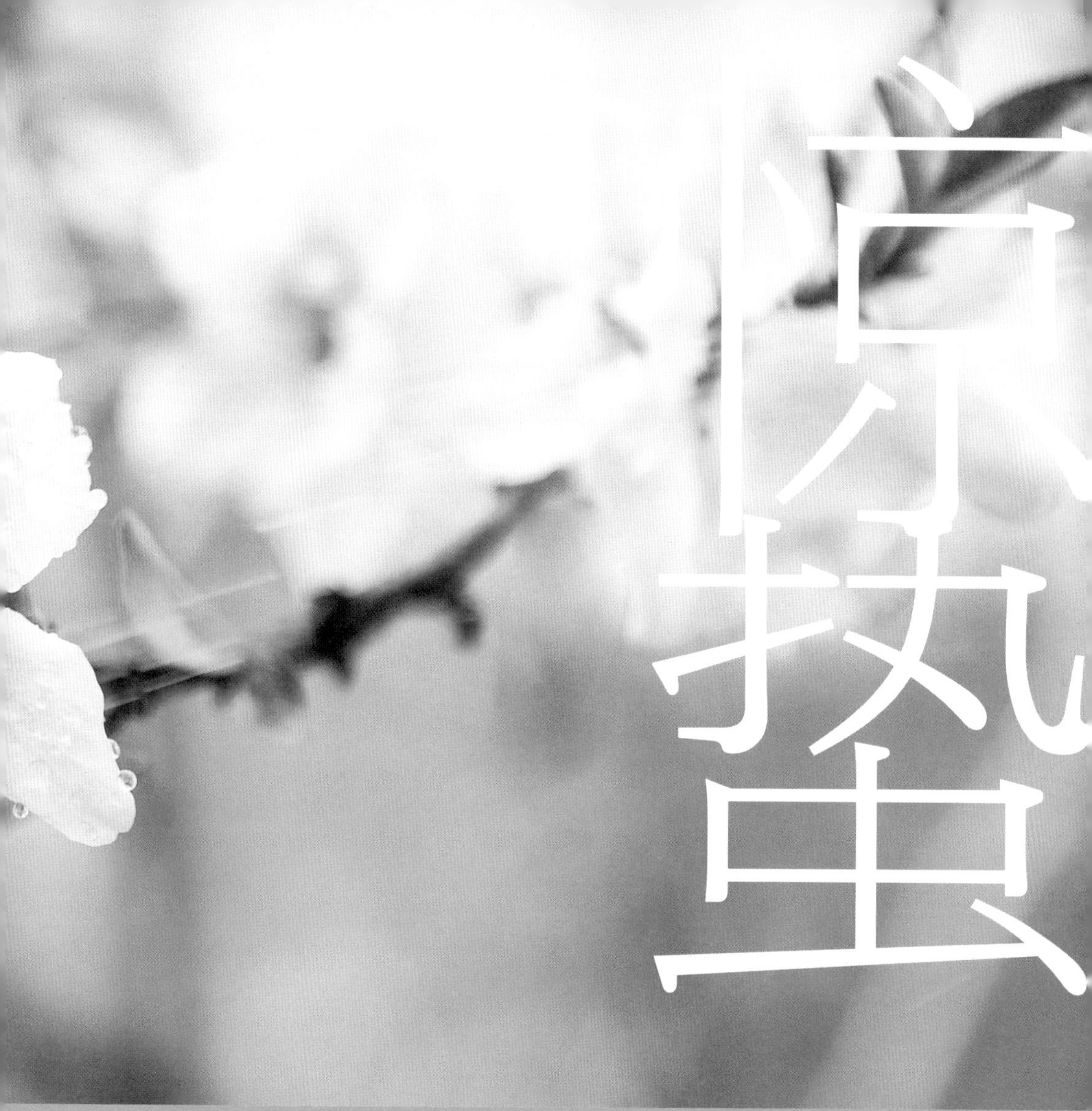

二月节
万物出乎震
震为雷
故曰惊蛰
是蛰虫惊而出走矣
二十四节气中的第三个节气
春季的第三个节气——惊蛰

惊蛰是自然界由“冬藏”向“春生”过渡的代表节气。动物入冬藏伏土中，不饮不食为“蛰”。春霆发响，春回大地，万物复苏，蛰伏在泥土里的各种冬眠动物苏醒过来开始活动，便是由冬藏向春生过渡的具体表现。惊蛰节气一般开始于每年的3月5日~7日。

惊蛰・三候

一候，桃始华｜桃花的花芽在严冬时蛰伏，于惊蛰之际开始开花，阳和发生，自此渐盛。桃之夭夭，灼灼其华，乃闹春之始，红入桃花嫩，青归柳叶新，流水桃花，便勾引出千媚百态。

二候，仓庚鸣｜仓庚别名黄鹂。黄鹂最早感春阳之气，嘤其鸣，求其友。《章龟经》曰：“仓，清也；庚，新也。感春阳清新之气而初出，故名。”

三候，鹰化为鸠｜鹰，鸷鸟也。节气中的“化”是变回旧形的意思，此时鹰化为鸠，至秋则鸠复化为鹰。鹰每年二三月飞返北方繁殖，不见迹影，此时只有鸠（指布谷鸟）飞出来，于是古人以为春天的鸠是由秋天的老鹰变化出来的。笔者更倾向于认为这是一个比喻，意为春气温和，连鹰都变得像鸠一样温柔了。

惊蛰・食养

惊蛰时节，气候变数较大。如果遇上“春行冬令”，会发生“倒春寒”，冷空气反复袭来，偏冷的气候遏制了春天万物的生发，导致了“阳气郁”的状态，使得人体在这段时间易生内火。为减轻上火症状，人们除了像之前提及的慎吃温性、热性食物之外，在睡眠上也要与季节相和谐。一天中的3点相当于“立春”，5点相当于“惊蛰”，此刻人体内的气血较旺，人如果处于卧姿则压迫了筋脉，气血受阻便令人筋酸肉痛。

此时食养需注意顺应万物生发的自然状态，顺应人体的阳气由“封藏”为主的状态向以“生发、升散”为主的状态转变，饮食方面需注意以下几点。

饮食结构上，宜清温平淡，令五脏平和。保持均衡饮食，多吃新鲜蔬果，少食动物内脏、肥肉等肥甘厚味的食物，才能做到“气味和而服之，以补益精气”，具体每类食物的推荐摄入量可以看看中国营养学会的《中国居民膳食宝塔（2022）》。

食物温热寒凉上，忌生冷。惊蛰阳气始动，全身的阳气尚不充沛，寒冷药食容易损害人体稚嫩的阳气，或者说会损害人体的少阳相火（生理之火），不利于人体气机的疏泄、畅达。不宜过多食用冷饮、寒凉水果、生冷海鲜等。惊蛰素有吃梨的习俗，此时气候比较干燥，很容易使人口干舌燥、外感咳嗽，梨甘而微酸，性寒而无毒，正好符合惊蛰养生的需求。

体质不同，食养各有所异。人体发病的主要原因取决于体质的不同，也就是说体质决定着对某些致病因素的易感性。不同的体质，易患不同的病症，因此养生方法也随之而异。在惊蛰节气常见四种偏颇体质的养生方法如下：①阳虚体质的人对气候适应能力较弱，所以更要加强饮食调节和体育锻炼，适当增加补阳的食物，多晒太阳以提升阳气。②阴虚体质的人容易阴虚火旺，需注意滋肾疏肝，选择清淡的食品，不要过于厚腻。③血瘀体质的人需要注意精神调节，保持乐观，增加活血化瘀类的食物，如山楂。④痰湿体质的人，随着惊蛰阴雨天气增多，要避免湿邪侵袭人体，宜增加一些化痰祛湿、健脾和中的食物，如薏苡仁、红小豆。

推荐节气膳食：姜枣雪梨煲鲫鱼

【材料准备】

主要食材：鲫鱼50克，洋葱6克，雪梨20克，盐、香油、香菜、葱、蒜、白砂糖适量。

食药物质：干姜2克，大枣3个。

【制作方法】

（1）雪梨切小块，大枣去核浸泡1小时。

（2）干姜用温水洗干净，切块。

（3）洋葱切丝，先放置水中15分钟备用。

（4）活鲫鱼宰后洗净，去除内脏，先下锅煎至微黄，再下瓦煲加水500毫升，一起与干姜、雪梨、大枣、洋葱武火煲沸后改文火煲2小时，下盐、香油、白砂糖、香菜、葱、蒜等调味品即可。

【功效】生津化痰，温肺化饮。

【食用方法】一人份，可在节气内常规食用。

【适用人群】肺卫不足，痰咳外感者。

【膳食点评】此时天气寒冷，空气较为干燥，雪梨可以止咳化痰、润肺、生津，预防上呼吸道疾病。洋葱可以抑菌，促进血液循环。大枣调和营卫，并且可以增加汤类的口味。干姜辛热，能温中散寒，温肺化饮，和雪梨合用，可留润肺生津之效但制约其凉，适用于肺卫不固，经常阳虚感冒之人。

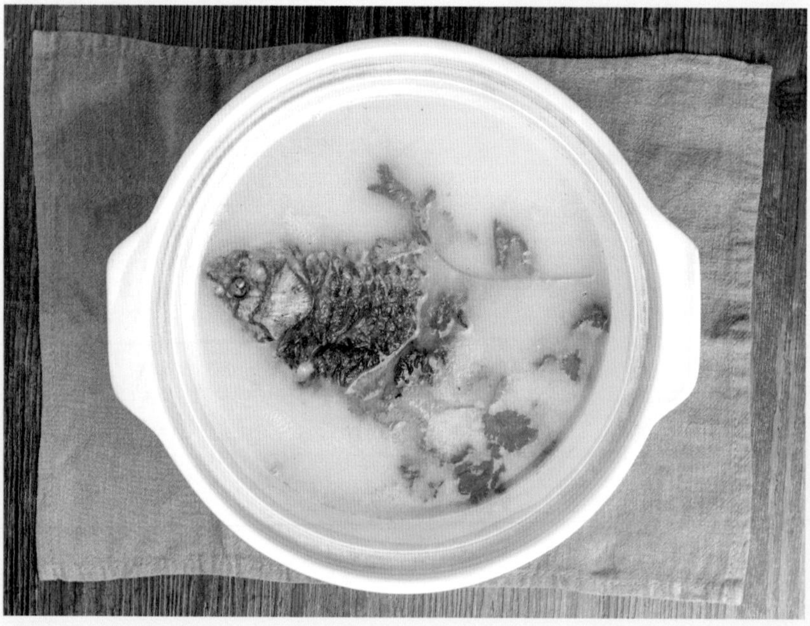

惊蛰·食治

惊蛰前后，天气由寒转暖，气温变化剧烈，降雨增多，易感外邪，引起外感发热。天气不稳定，冷空气活动仍较频繁，有时还会出现“倒春寒”现象，偏冷的气候遏制了春天万物的升发，春应肝，肝木克脾土，且脾喜燥恶湿，导致脾运失司，引发泄泻。

1. 外感发热

不稳定的天气，易感受风寒湿邪或具有强烈传染性的外邪，导致人体营卫失和，脏腑阴阳失调，引起外感发热。它是以发热恶寒、汗出异常为基本特征的一类病证，是临床常见病和多发病，相当于现代医学的部分感染性和传染性疾病，如上呼吸道感染，就可以参考本病进行辨证论治。临床症状包括：发热，体温高于37.4℃，一般急性起病，初起常伴恶寒、咳嗽、头身疼痛，有感受外邪病史。

由于发热易伤阴，应注意养护阴津，鼓励病人多饮用糖盐水、果汁等。饮食方面宜食用清淡流质或半流质，富于营养但易于消化的食品。可选择的食物包括：细软易消化的食物，如粥、面汤、馄饨、饺子；富含优质蛋白质的食物，如牛奶、蛋羹、肉馅；新鲜蔬菜和水果，如果汁、菜汁等。禁忌的食物包括油炸食品、荤腻食品，以及刺激性食物如辣椒、芥末、大葱等。烹调可采用爆、炒、焖、烧、汆、炖、蒸、煮等方法。忌炸、煎食物。调料宜清淡，忌食用辣椒、姜、葱、蒜等辛辣刺激性调味品。

推荐药膳：神仙粥

【材料准备】

主要食材：大米50克，生姜5克，带须葱白5～7段，米醋15毫升。

【制作方法】

（1）生姜切片；带须葱白切段，一寸一段，约3厘米；大米洗净，备用。

（2）将大米、姜片、葱段一同熬粥，熬好的米粥加入米醋，趁热服用。

【功效】解表、发汗、养胃。

【食用方法】一人份，可食用1～2次。

【适用人群】外感初期，有发热、周身酸楚、疼痛，纳呆纳差者。

2. 腹泻

降雨的增多，易产生湿邪，湿为阴邪，易伤阳气，且脾喜燥而恶湿，所以湿邪最容易损伤的是人的脾阳，再加上肝是克脾的，脾主运化，在双重影响下，易导致脾失运化，肠道功能失常，引发泄泻。古人将大便溏薄者称为“泄”，大便如水注者称为“泻”。泄泻亦称“腹泻”，是指排便次数增多，粪便稀薄，或泻出如水样。

此时应节制饮食，宜以清淡、富有营养、易消化的食物为主，可食用一些对消化吸收有帮助的食物，如山楂、山药、莲子等。避免进食生冷不洁及难消化或清肠润滑的食物。可选择的食物有：易消化的谷类食物，如粥类、挂面、面包类及发酵的面食类；低脂易消化的高蛋白质食品，如鸡蛋、鱼、鸡肉、瘦肉、低脂牛奶等；蔬菜的嫩叶或含纤维少的瓜果类，如冬瓜、茄子、西红柿、胡萝卜等制作软烂。禁忌食物有富含纤维的粗粮、生冷瓜果、冷拌菜等，如韭菜、芹菜、榨菜等；坚硬不易消化的肉类如火腿、香肠、腌肉等；刺激性食物如辣椒、烈酒、芥末，及肥肉、油酥点心等高脂肪食物。烹调时少用油，烹调方法多用蒸、煮、汆、炖、烩等。

推荐药膳：苹果山药散

【材料准备】

主要食材：苹果30克，白砂糖适量。

食药物质：山药30克。

【制作方法】苹果晒干后与山药共为细末，每次服15 ~ 20克，加白砂糖适量，温开水送服。

【功效】健脾止泻。

【用法】一人份，可在节气内常规食用。

【适用人群】脾胃虚弱，运化失司泄泻者。主要证候为，大便时溏时泻，迁延反复，食少，食后脘闷不舒，稍进油腻食物则大便次数增加，面色萎黄，神疲倦怠，舌质淡，苔白，脉细弱。

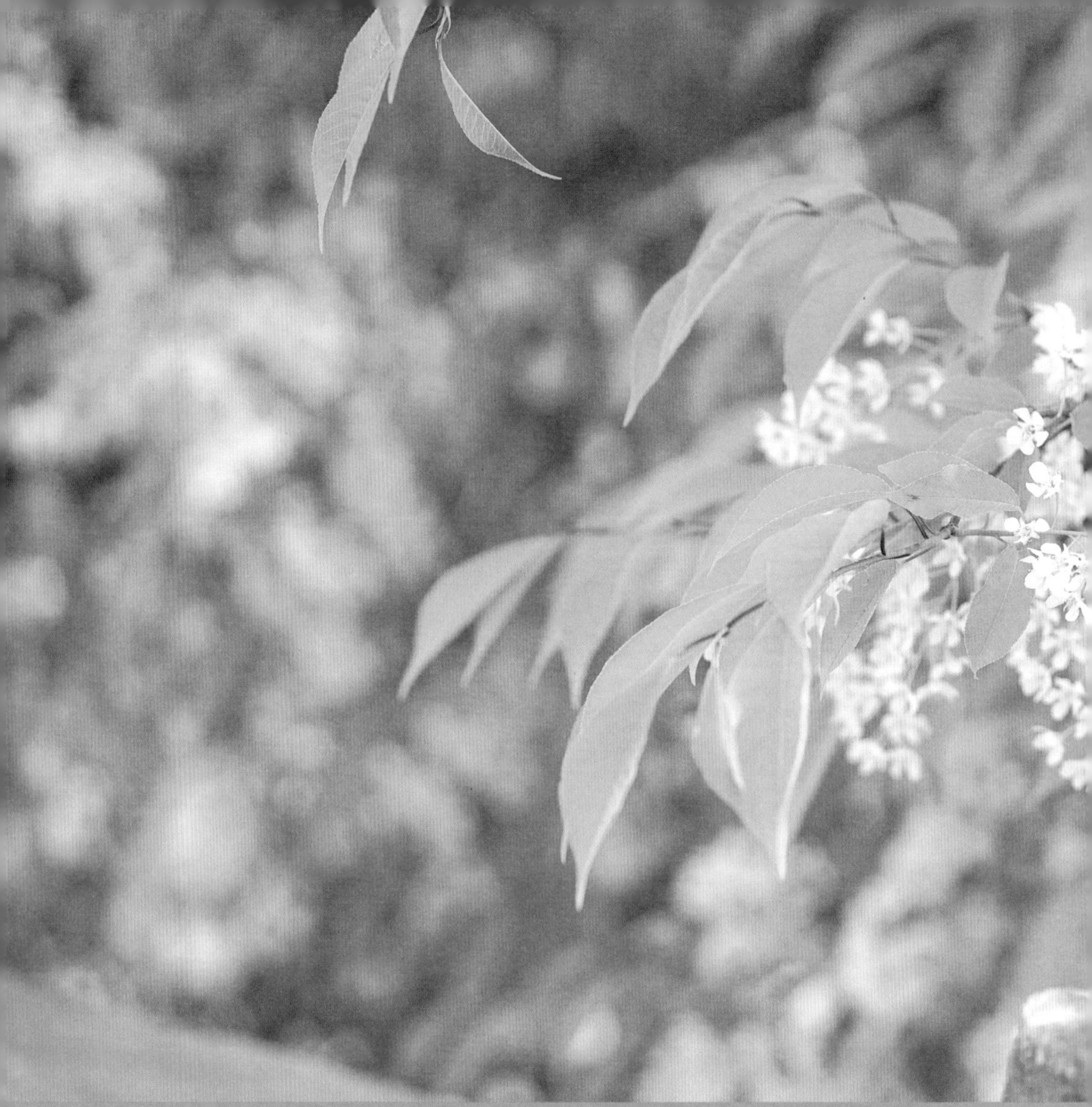

春分昼夜均而寒暑平，
阴平阳秘是重点，
注意防治中风、心绞痛等病症。

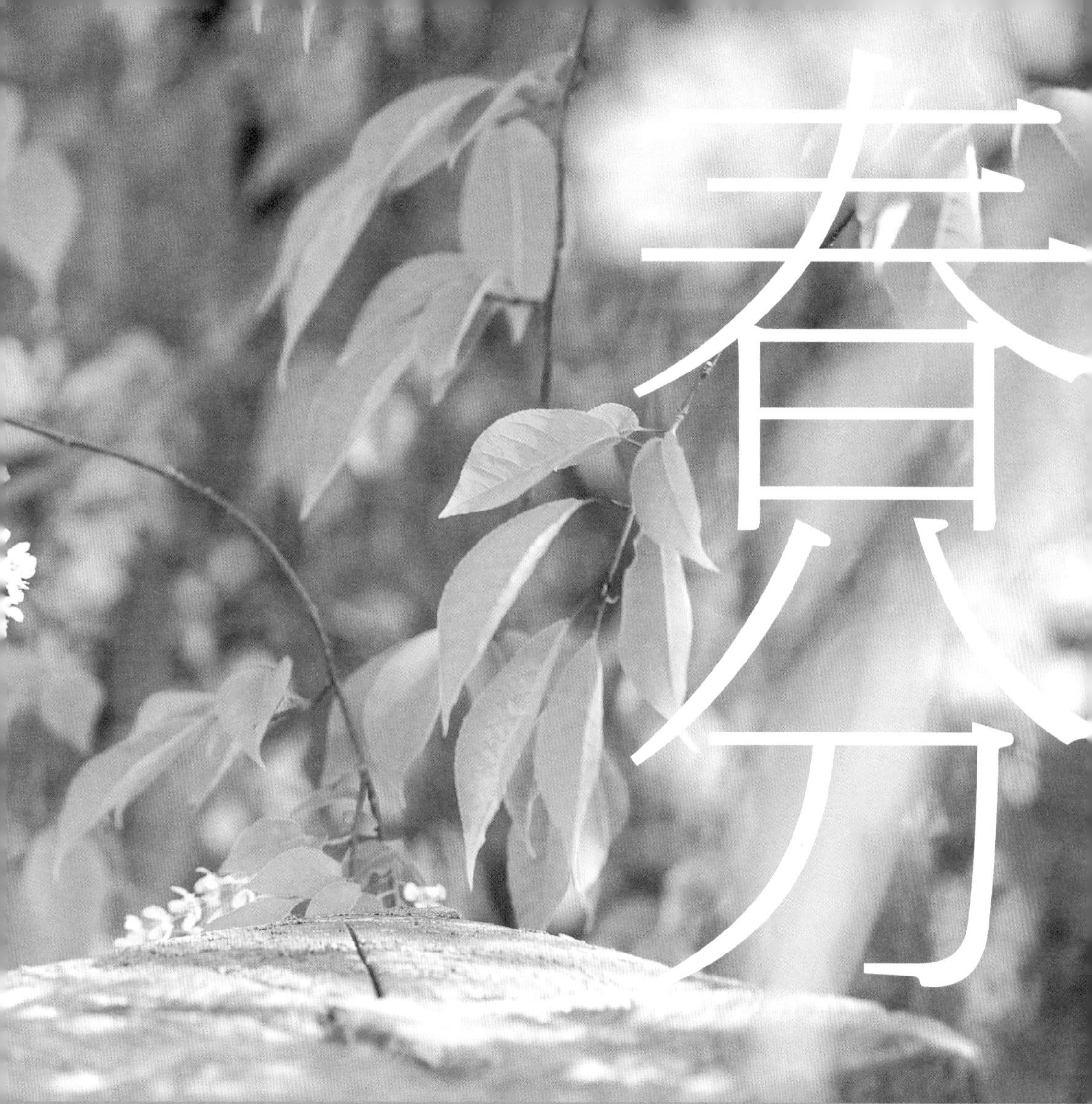

春分

分者半也
此当九十日之半
故谓之分
正阴阳适中
故昼夜无长短云
二十四节气中的第四个节气
春季的第四个节气——春分

我国农历二十四节气中有4个相对特殊的节气，“二分二至”，即春分、秋分、夏至、冬至，这4个节气既分别位于四季的中段，又是天文学中地球绕太阳公转的4个特殊点。春分节气一般开始于每年的3月20日~22日。

春分·三候

一候，元鸟至｜春分后在南方过冬的候鸟开始飞回北方。候鸟春分而来，秋分而去也。

二候，雷乃发声｜阴阳相薄为雷，尽管惊蛰开始打雷，但真正伴随雷声下雨多起来是在春分后，指到了春分时节四阳渐盛，犹有阴焉，阴阳相薄，乃发声矣。

三候，始电｜电闪雷鸣，天地之气交感，冬小麦开始进入旺盛生长期，早稻播种也在此时开始进行。

春分·食养

节气在古代既指导人们饮食起居，也有部分医者用药、施针会考虑节气因素。其应用的基础理论较为充足，中医“三因制宜”中就有“因时制宜”，以及“五运六气”学说等。从现代研究来看，关于节气对人体的影响，也不断有了一些新的发现。例如，通过人体红外热像研究发现人体的体表温度、上下/左右/前后的相对温度、三焦/督任二脉/双肾/两胁/胃脘/大腹不同部位温度，均显示了基本一致的变化规律，符合中医学“天人相应”的相关理论认识。

《春秋繁露》中有：“春分者，阴阳相半也，故昼夜均而寒暑平。”一个“分”字道出了昼夜、寒暑的界限。在春分时，太阳直射在地球赤道上，晨昏线恰好通过两极，全球各地昼夜平分。春分以后，太阳光直射点逐渐北移，北半球白昼时间逐渐延长，黑夜时间逐渐缩短，一直持续到夏至，达到白天最长，黑夜最短。

此时食养原则要注重补虚泄实，使脏腑、气血、精气功能协调，以达到“阴平阳秘”的健康状态。在饮食上要注意以下几个方面的平衡。

一是膳食搭配的平衡。《黄帝内经》云：“五谷为养，五果为助，五畜为益，五菜为充，气味合而服之，以补益精气。”也就是说，各类食物都不可缺少。饮食多样、饮食均衡，才能获得全面的营养。其次，在全面营养的同时，还要随季节的不同而有所侧重。

二是味道选择的平衡。孙思邈的《千金要方》写道：“春七十二日，省酸增甘，以养脾气。”因此，春天应少吃酸味，适当摄入甜味食品。

三是食物阴阳属性的平衡。“春夏养阳，秋冬养阴”，李时珍《本草纲目》引《风土记》里主张“以葱、蒜、韭、蓼蒿、芥等辛嫩之菜，杂和而食”，葱、蒜、韭、芥等辛辣之品都是养阳的佳蔬良药，可以适当食用。同时，在阳气升发的春季，也不可一味温补阳气，应搭配一些清淡甘凉的水果、蔬菜，以免积热在里，这也符合春分所含的阴阳平衡的意思。例如，香椿、荠菜、马齿苋、榆钱叶、槐花、春笋等既具有清热解毒的作用又应春季生发之性，是符合自然及人体生理节律的食材。

推荐节气膳食：黄花银丝汤

【材料准备】

主要食材：猪瘦肉75g，黄花菜5g，绿豆芽15g，生姜2片，盐适量。

食药物质：百合、合欢皮、茯苓各15g，红枣3颗。

【制作方法】

（1）绿豆芽去根、洗净；黄花菜洗净浸泡，挤干水；把红枣去核；猪瘦肉洗净切块。

（2）将百合、合欢皮、茯苓，包煎、取汁。

（3）将以上食材与药汁、生姜一起放进瓦煲内，加入清水适量，大火煮沸后，改为文火煲约2小时，调入适量盐即可。

【功效】宁心安神，解郁忘忧。

【食用方法】一人份，可在节气内常规食用。

【适用人群】适合一般人群在春分时节养生食用，注意过敏及孕期人群勿食。

【膳食点评】绿豆芽以及四季豆、豌豆、豇豆等杂豆类都是春季应季食材，其维生素、矿物质和膳食纤维含量丰富，是一类营养价值很高的食品。本菜品中取应春季生发之性的绿豆芽配合安神、解郁、宁心的黄花菜，以及合欢等食药材煲汤，有宁心安神之效。

春分·食治

春分是自然界阴阳二气达到平衡、阳气旺盛开始超过阴气的转折时刻，人体气血、阴阳的运行必然会因此发生相应的改变，此时稍有疏忽容易气血紊乱，很容易出现高血压、中风、胸痹、月经失调、过敏等病症。

1. 中风（中经络）

春应肝，肝克脾，脾失健运，痰浊内生，肝风夹痰闭阻经络，致使阴阳失调，气机逆乱，引发中风。中风是以猝然昏仆，不省人事，半身不遂，口舌歪斜，语言不利为主症的病症。病轻者可无昏仆，仅半身不遂及口舌歪斜。西医学中的急性脑血管疾病与之相近，包括短暂性脑缺血发作、局限性脑梗死等。上述疾病在预防、治疗时均可配合食疗方法。

以中风为例，中风中经络中的风痰入络证，临床表现为肌肤不仁，手足麻木，突然发生口眼㖞斜，语言不利，口角流涎，舌强语謇，甚则半身不遂，或兼见手足拘挛、关节酸痛等症。临床上以祛风化痰通络为治疗原则。中风患者多数合并高血压、糖尿病、高血脂、冠心病等基础疾病，因此中风患者的饮食总的原则是少油少盐少糖，营养均衡，不过量。主要注意以下几个方面。

（1）根据患者的基本情况，控制总能量摄入，要与身体的消耗保持平衡。体胖和超重者更应注意降低总热量的摄入。

（2）中风患者需要限制盐、脂肪的摄入，坚持低盐低脂的清淡饮食。因为摄入过多食盐，可增加血容量和心脏负担，增加血液黏稠度，使血压升高。每天摄入的食盐量最好不要超过5克。限制动物脂肪，如猪油、奶油、蛋黄、鱼子、动物内脏、肥肉等含胆固醇较高的食物，因为这些食物中所含饱和脂肪酸可使血胆固醇浓度升高，促进动脉硬化。烹调用油以植物油为主，除了常用的豆油、花生油、菜籽油等，建议家中常备橄榄油、亚麻籽油、茶油等富含多不饱和脂肪酸的食用油，其中所含不饱和脂肪可降低血中胆固醇含量，或可预防动脉硬化。

（3）适当多吃新鲜蔬菜和水果，蔬果中富含的维生素C、维生素A、钾、镁等及其他对人体有益的植物化学物质，有助于保护血管壁，增强血管的柔韧性和弹性，减少血管脆性，防止血管出血，对预防与减少脑卒中和心肌梗死等症的发生有重要作用。

（4）中风患者治疗恢复期间要避免食用生冷、辛辣等刺激性的食物，如火锅、烧烤、冷饮等。禁烟酒。

推荐代茶饮

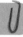

【材料准备】

食药物质：夏枯草10克、决明子20克、山楂15克、绿茶3克。

【制作方法】先将决明子微火焙炒至黄，与夏枯草、山楂、绿茶同放入大号杯中，加入沸水焖泡约15分钟。

【功效】清肝明目，润肠通便，降血压。

【用法】可反复冲泡至味淡，每日一剂。

【适用人群】高血压者及预防中风者。表现为面色发红，头脑胀痛，目赤口苦，急躁易怒，尿黄便秘，舌红苔黄，脉弦。

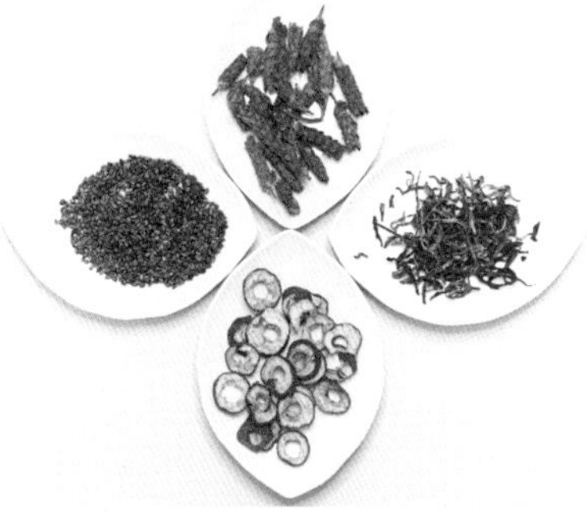

2. 胸痹（寒凝心脉型）

春有余寒，寒为阴邪，其性凝滞、易伤阳气，使血行瘀滞，发为胸痹。胸痹是指以胸部闷痛，甚则胸痛彻背，喘息不得卧为主症的一种疾病。轻者仅感胸闷如窒，呼吸欠畅，重者则有胸痛，严重者心痛彻背，背痛彻心。西医学中冠状动脉粥样硬化性心脏病（心绞痛、心肌梗死）、心脏神经官能症，出现胸闷、心痛彻背、短气、喘不得卧等症状，可参照本病进行辨证论治。临床表现为猝然心痛如绞，心痛彻背，喘不得卧，多因气候骤冷或骤感风寒而发病或加重，伴形寒，甚则手足不温，冷汗自出，胸闷气短，心悸，面色苍白。

此类患者三餐要规律，应少吃多餐，保持低盐、低脂清淡饮食，每日食盐的摄入量应控制在6克以下。尽可能多食用新鲜水果和蔬菜等易消化的食物，避免便秘。多吃富含钾、钙和镁而含钠低的食物，如土豆、芋头、茄子、莴笋、冬瓜等。富含钙、铁、纤维素和维生素的蔬菜水果和五谷杂粮也适合心绞痛患者食用，牛肉、羊肉、冬瓜、生姜等食物具有温阳作用，对这类患者也有很好的保健效果。忌吃高油脂、高胆固醇的食物，如动物内脏、肥肉、蛋黄、鱼子、猪油、牛油、羊油等，不宜食用辣椒、浓茶、咖啡、碳酸饮料等辛辣刺激性的食物。

推荐药膳：薤白汤

【材料准备】

食药物质：干薤白、瓜蒌仁各10克。

【制作方法】将干薤白与瓜蒌仁加入500毫升水中煎汤。

【功效】辛温散寒，宣通心阳。

【食用方法】一人份，可作为辅助治疗。每日2次，5天为一疗程。

【适用人群】寒凝心脉胸痹者。主要证候为，猝然心痛如绞，心痛彻背，喘不得卧，苔薄白，脉沉紧或沉细。

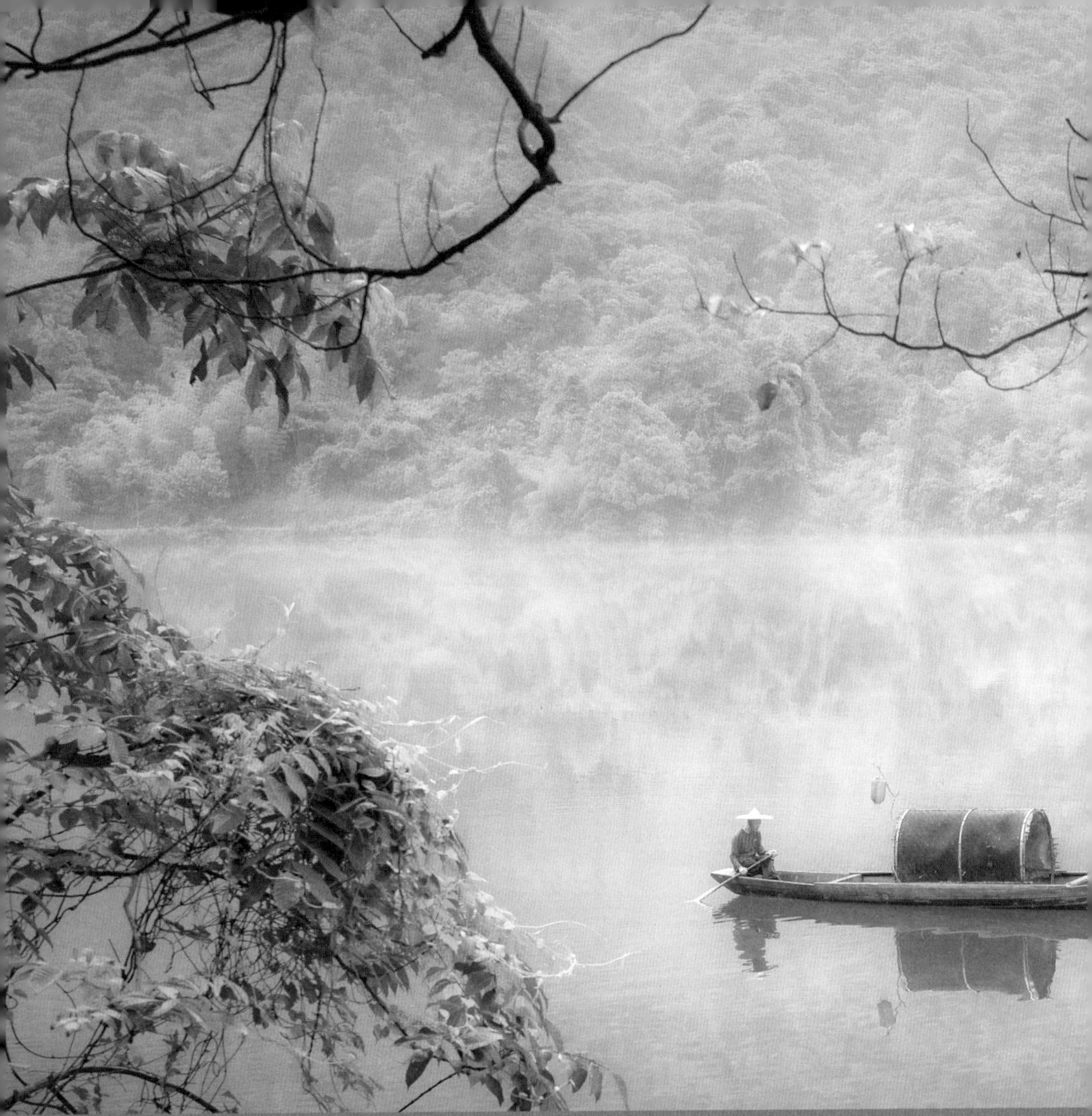

清明时节雨纷纷，
健脾祛湿宜疏肝，
注意防治高血压、头痛等病症。

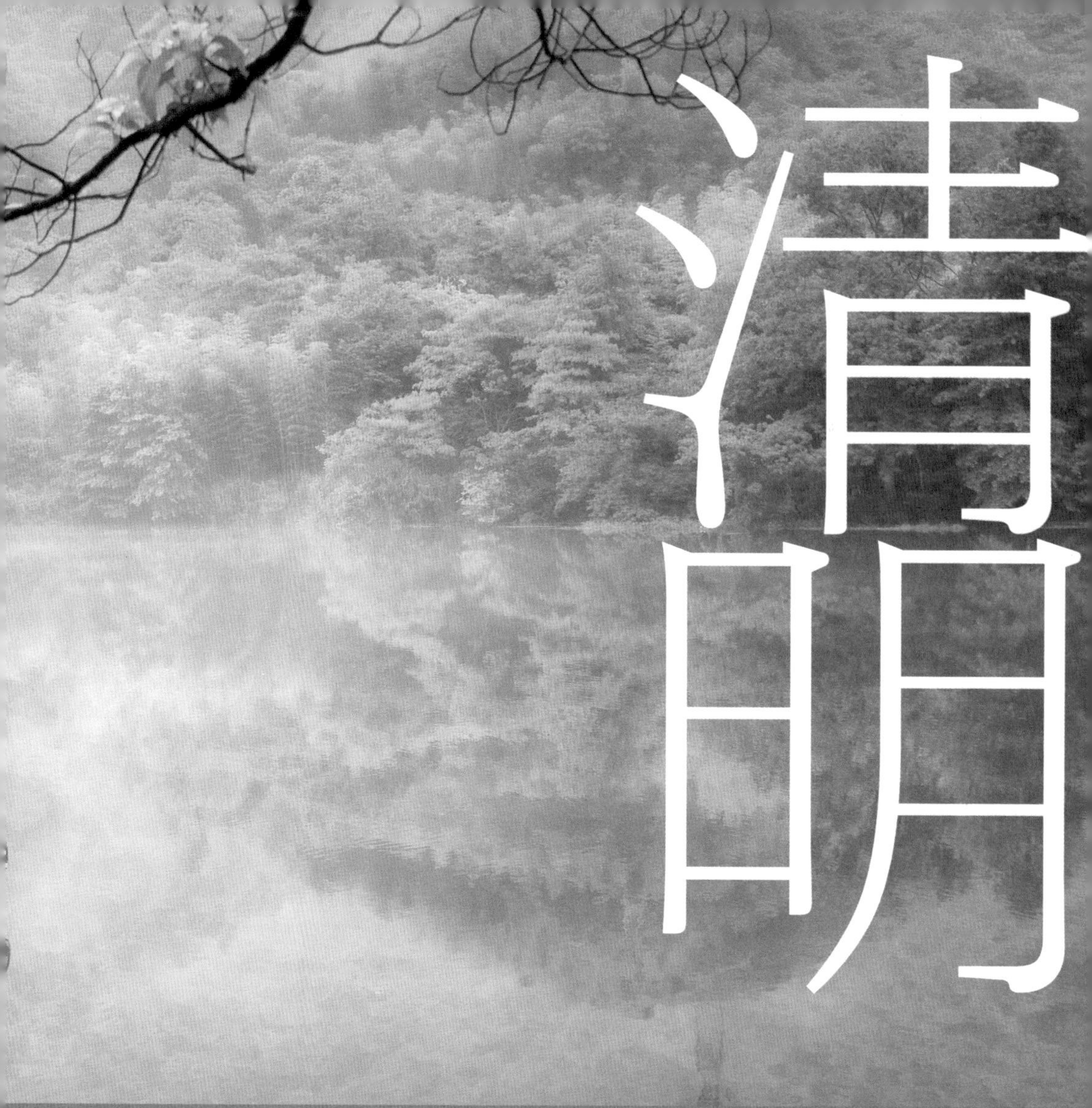

清明

万物齐乎巽
物至此时
皆以洁齐而清明矣
二十四节气中的第五个节气
春季的第五个节气——清明

清明起初只是节气名称，后逐渐与农历三月的寒食节、上巳节交汇融合，成为传统中国“八节”(上元、清明、立夏、端午、中元、中秋、冬至和除夕)中的清明节。一般开始于每年的4月4日~6日。

清明·三候

一候，桐始华|桐，指白桐花。春来万物复苏，到清明时节，阳气更盛，各种各样的花竞相开放。

二候，田鼠化为鴽|鴽，指鹌鹑类的小鸟。清明时节，田鼠因烈阳之气渐盛而躲回洞穴，相反，喜爱阳气的鸟开始出来活动。意指阴气潜藏而阳气渐盛。

三候，虹始见|指清明时节多雨，故而彩虹出现。

清明·食养

《素问·阴阳应象大论》有：“寒气生浊，热气生清。”清明，乃上清下明之意，即清明节气期间，大地渐暖，清气上升，天空清而大地明。清明反映的是自然界物候现象，此时气候清爽温暖，草木始发新枝芽，万物开始生长，农民忙于春耕春种，在清明这一天，有些人家都在门口插上杨柳条，还到郊外踏青，祭扫坟墓，这是我国的传统习俗。

清明节气饮食养生要顺于自然，应特别注意的是以下几个方面。

(1)清明时节降雨增多，空气湿度增大，中医认为脾喜燥恶湿，易被湿困。因此，这段时间宜在饮食中增加渗湿健脾之品，如薏苡仁、陈皮、茯苓、冬瓜等。

(2)清明节气前后是高血压的易发期，应注意控制好思亲悼友等极端情绪，多吃荠菜、韭菜等时令蔬菜，并以萝卜、红薯、芋头、白菜等温胃除湿，以银耳等甘平、润肺生津之食物柔肝养肺。

(3)清明有“吃寒食”的传统习俗，应注意寒凉之品易克伐脾胃，不宜多食，且食物的温度会影响其营养成分的性质，因此，脾胃虚弱人群需慎食。

推荐膳食：白扁豆鲫鱼汤

【材料准备】

主要食材：鲫鱼100g、香菜10g、食盐适量。

食药物质：陈皮15g、白扁豆25g、连须葱白3段、带皮生姜5g。

【制作方法】

（1）鲫鱼清理干净，备用；白扁豆提前用清水浸泡过夜，备用。

（2）用小火将鲫鱼稍煎至两面微黄。

（3）将白扁豆、香菜、连须葱段、带皮生姜、陈皮、食盐等一起放入汤煲中，武火煮沸，小火继续煲约1小时，调味即可。

【功效】健脾祛湿，解表散寒。

【食用方法】一人份，可在节气内常规食用。

【适用人群】适用于一般人群在春季清明节气做食养用，亦可调理由于脾虚湿困引起的身体倦怠、四肢无力、食欲不振等症。

【膳食点评】鲫鱼营养丰富，其性味平和，口味鲜甜。加入健脾祛湿的白扁豆，健胃消食的香菜，行气化湿的陈皮，解表散寒的生姜，发汗解表的葱白。白扁豆鲫鱼汤，十分适合阴雨连绵、空气湿度大、温度变化大的清明节气食疗保健。

清明·食治

研究发现，清明时节是高血压易发期。患有高血压动脉粥样硬化的患者对气候变化适应能力很差，天气忽冷忽热特别是寒冷刺激，会使体内儿茶酚胺分泌增加，血管收缩、血压升高，出现一系列不适症状，如头痛、头晕等，容易诱发脑卒中、急性心肌梗死等并发症。

中医认为，“诸风掉眩，皆属于肝”，出现动摇、眩晕、抽搐，多属于肝的病变。从春分开始至清明时节，封藏的阳热不断向外升发，自然界阴阳呈现壮阳断阴之象，而春应肝，肝为刚脏，主动主升，故易引发肝阳亢于上，上扰头目，发为眩晕。

1. 眩晕（肝阳上亢）

眩是指眼花或者眼前发黑，晕是指头晕甚或外界景物旋转。故统称为“眩晕”。现代医学中的高血压病的相关症状，可参考本病进行辨证论治。眩晕轻者闭目即止，重者如坐车船，旋转不定，不能站立，或伴有恶心、呕吐等症状。眩晕之肝阳上亢证临床表现为：眩晕，耳鸣，头目胀痛，口苦，失眠多梦，遇烦劳郁怒而加重，颜面潮红，急躁易怒等。治法为平肝潜阳，清火息风。

饮食方面应一日三餐规律进餐，以清淡饮食为主，控制含盐量、含脂类过多的食物，不食用腌制、辛辣、动物内脏、浓茶、咖啡等刺激性食物。尽量戒烟戒酒，多食用新鲜的蔬菜、水果和粗杂粮，保持大便通畅。采用蒸、煮、炖的方式烹调食物。

推荐药膳：天麻鸡蛋汤

【材料准备】

主要食材：鸡蛋1个。

食药物质：天麻15克。

【制作方法】

（1）天麻煎煮约1小时，去渣取药汁，备用。

（2）煮沸的天麻汁中倒入打匀的鸡蛋液，日分两次食用。

【功效】平肝潜阳，补肝益肾。

【食用方法】一人份，可作为辅助治疗。

【适用人群】肝阳上亢型高血压患者。症见眩晕耳鸣，头痛且胀，劳烦则甚，急躁易怒，少寐多梦，舌红苔黄，脉弦。

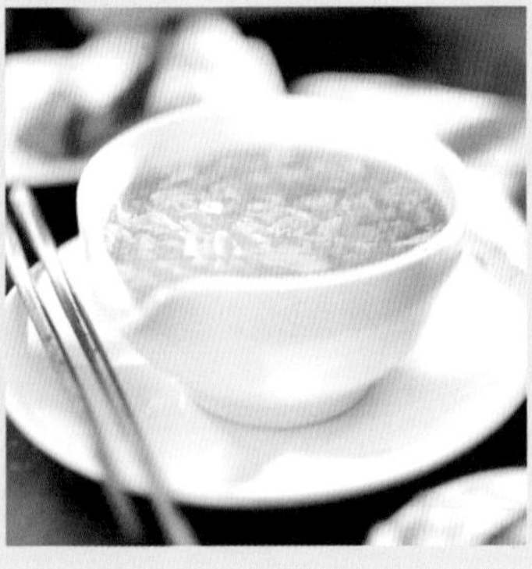

2. 头痛（风湿头痛）

春天是多风的季节，天气变化大，若起居不慎，感受风邪，邪气上犯头部，而头为诸阳之会，也是清阳之府，邪气上犯，导致清阳之气受阻，气血凝滞，发为头痛。风为百病之长，清明时节降雨增多，空气湿度增大，故风湿之邪上蒙头窍，困遏清阳易引发风湿头痛。

头痛是临床常见的自觉症状。西医学中紧张性头痛、神经官能症等疾病的头痛，均可参考本病进行辨证论治。风湿头痛临床表现为头痛如裹，肢体困重，胸闷纳呆，大便或溏稀。临床上以祛风胜湿止痛为治疗原则。

平日应注意控制不良情绪，保持在放松、心情平和时进餐。减少食用刺激性食物如辛辣、冰冷或过热的食品。

推荐代茶饮：二术定痛茶

【材料准备】

食药物质：苍术5克、白术5克、川芎5克、陈皮3克、甘草3克。

【制作方法】将上述材料加入沸水焖泡约20分钟，可反复冲泡至味淡。

【功效】健脾祛湿，行气止痛。

【食用方法】每日一剂。

【适用人群】脾虚湿蕴所致头痛如裹，肢体困重，胸闷纳呆，大便溏稀者。

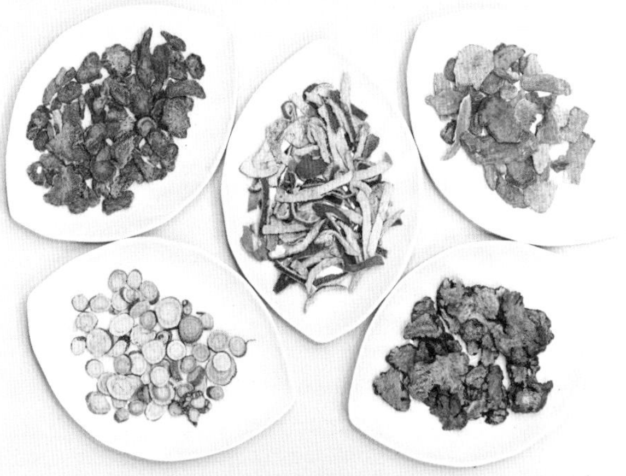

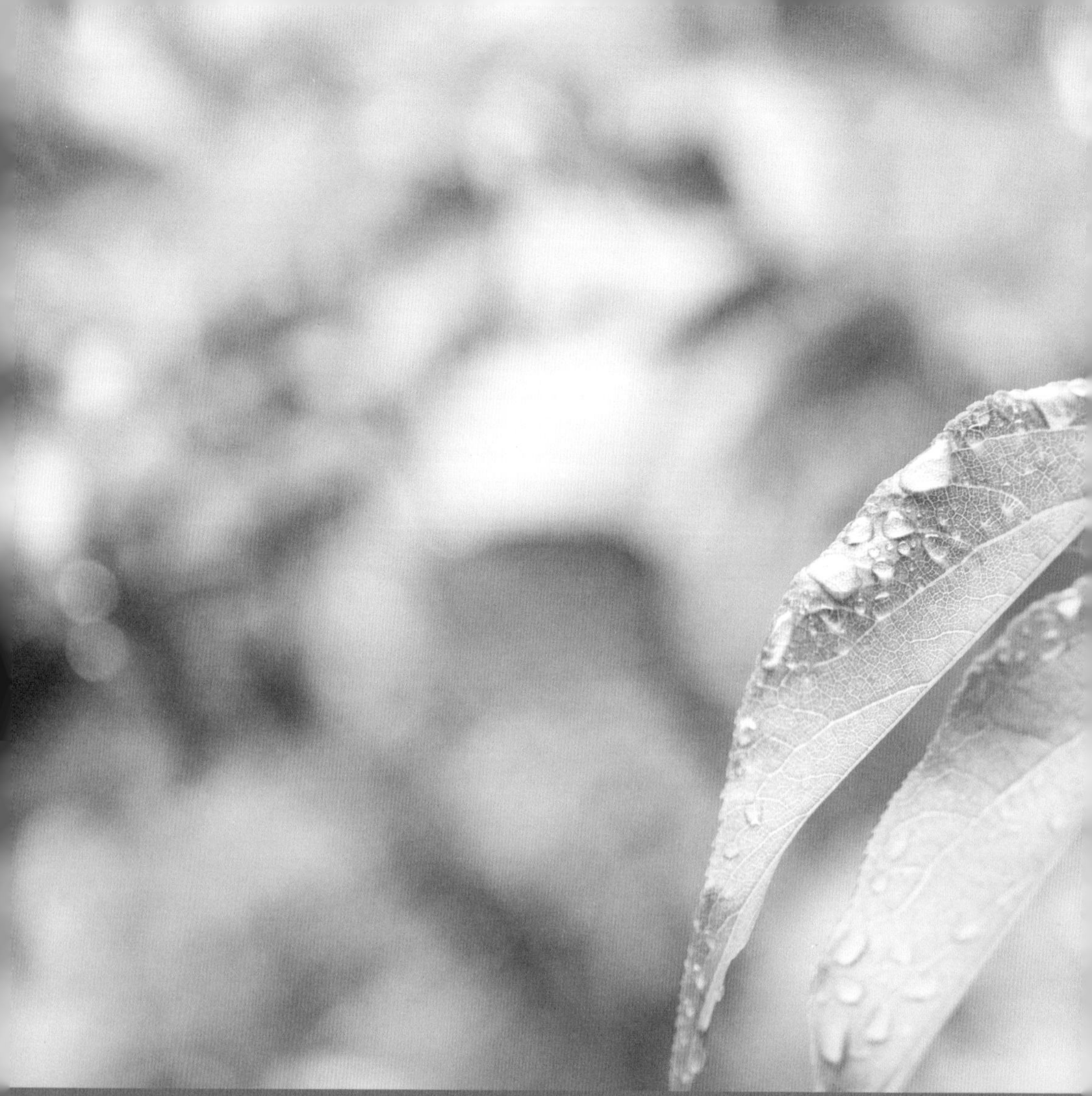

谷雨雨水多，
风寒伴湿邪，
注意防治胁痛、郁病等病症。

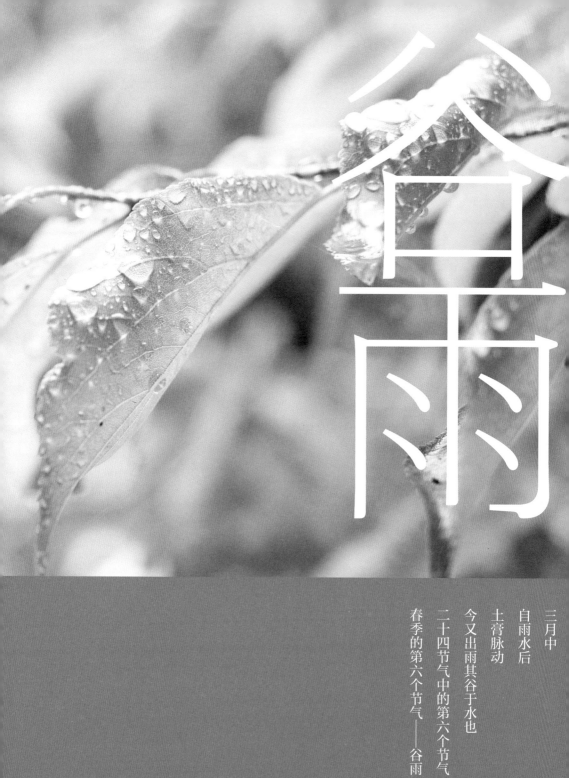

谷雨

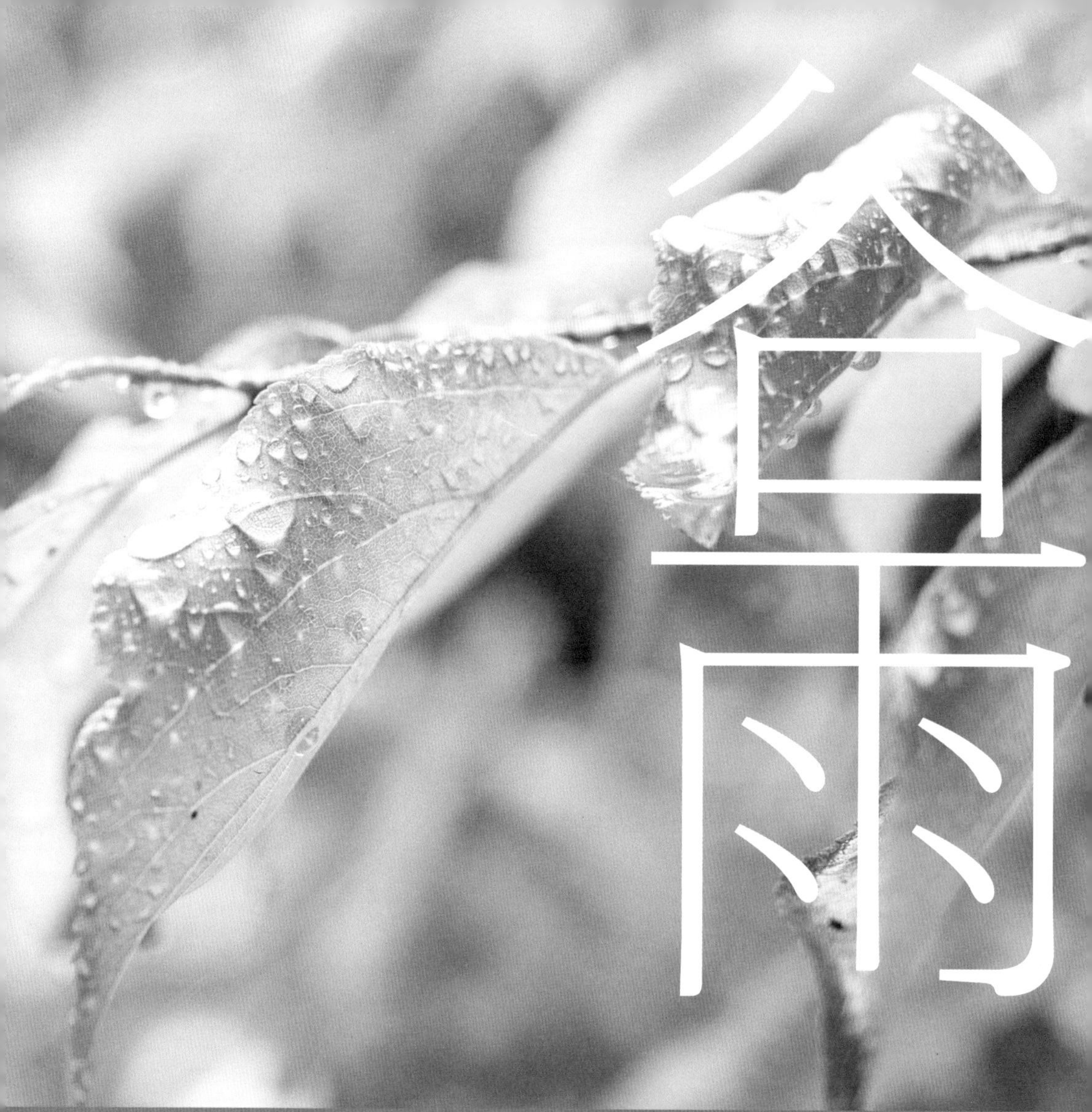

三月中

自雨水后

土膏脉动

今又出雨其谷于水也

二十四节气中的第六个节气

春季的第六个节气——谷雨

谷雨是春季最后一个节气，古人云："清明断雪，谷雨断霜。"谷雨节气的到来意味着寒潮天气基本结束。此时南方气温升高较快，除了华南北部和西部部分地区外，南方一般4月下旬平均气温已达20℃至22℃，人开始有炎热之感。气温回升加快，大大有利于谷类农作物的生长，因此所谓"谷雨"实际源于"雨生百谷"之说。谷雨节气一般开始于每年的4月19日~21日。

谷雨·三候

一候，萍始生 | 萍，水草也。谷雨后降雨量增多，浮萍开始生长。

二候，鸣鸠拂其羽 | 鸠，即布谷鸟。拂，过击也，指梳理拂拭。布谷鸟便开始提醒人们播种了。

三候，戴胜降于桑 | 桑树上开始见到戴胜鸟。

谷雨·食养

深春至，饮茶时

民间谚云："谷雨谷雨，采茶对雨。"谷雨前后采摘的茶细嫩清香，味道最佳，又叫二春茶。此时采摘的新茶，具有清火明目、生津止渴的功效。谷雨之后，气温会有较大的提高，可饮用绿茶或以金银花、菊花、薄荷等代茶饮用，以疏散风热，防治风热感冒。但饮用时必须适量，切忌贪多贪浓。

花茶也是好选择。春季到来本来应该阳气振奋，不过在谷雨时节，虽然阳气初升，但降雨也多，阴气制约了阳气的生发，所以谷雨时节人体容易表现为困倦和情绪低落。可自制一杯沁人心脾的花茶，以疏肝解郁。

风寒湿兼有，祛湿健脾为基础

谷雨时节，外界降雨多、常有风、湿度大，人体也容易出现肝气过旺而克脾土，不能排出体内多余的风寒湿邪的情况，很容易出现精力不佳、头晕沉、困倦疲惫等湿热症状，进而发展为关节痛、肌肉痛等风寒湿痹症。

可适当多选择祛湿食品，如丝瓜、茯苓、薏苡仁等，以健脾除湿，缓解痹症发生。薏苡仁是清除体内湿热的好食材，平时做饭时可放一些薏苡仁，也可搭配红豆做成红豆薏苡仁粥。需要提醒的是，孕妇忌用薏苡仁，且薏苡仁不宜空腹吃。另外，也可用茯苓、淮山药、党参等煲汤饮用。

可适当多吃健脾食品。谷雨时节，阳气渐长、阴气渐消。中医认为，此时脾处于旺盛时期，能涵养胃气，有利于营养吸收，是适当调补的好时机，可食用如莲子、芡实、山药、大枣等。

易过敏人群慎食发物

接近立夏，此时气温越来越高，各种花草盛开，杨絮、柳絮漫天飞舞，加上人们踏青等室外活动增加，很容易引发鼻炎、哮喘等过敏问题，尤其是易过敏人群。因此，除了出门佩戴口罩注意减少接触过敏原外，建议易过敏人群少吃荞麦、蚕豆、牛肉、鲤鱼、虾、蟹、茄子、酒、辣椒、咖啡等辛辣之品、腥膻发物。

推荐节气膳食：参姜菊花蒸鳝鱼

【材料准备】

主要食材：鳝鱼100克，生姜、葱、绍酒、胡椒粉、盐等调味品适量。

食药物质：党参6克，菊花3克。

【制作方法】

（1）鳝鱼剖除内脏，清水洗净再用开水稍烫一下捞出，刮去黏液，剁去头尾，再把肉剁成段。

（2）锅内加清水，下入一半的姜、葱、绍酒烧沸后，把鳝鱼段倒入锅内烫一下捞出。

（3）将党参、菊花放于鳝鱼上，锅中加入葱、姜、绍酒、胡椒粉、盐，蒸约1小时至蒸熟为止，调味即可。

【功效】补气养血，祛湿健脾。

【食用方法】一人份，可在节气内常规食用。

【适用人群】脾虚血亏，气血不足，面色萎黄者。

【膳食点评】据《本草纲目》记载，黄鳝有补血、补气、消炎、消毒、除风湿等功效。黄鳝肉性味甘、温，有补中益血，治虚损之功效，民间用以入药，可治疗虚劳咳嗽、湿热身痒、耳聋等症。党参、生姜配合可补气养血，菊花清利头目，防止峻补产热，脾健则湿除。

谷雨·食治

谷雨时节，降雨明显增多，气温开始回升，天气忽冷忽热，自然界中湿邪增多，导致感冒、关节炎较易发生。春应肝，肝失疏泄，也会导致胁痛、郁病的发生。

1. 胁痛（肝郁气滞证）

肝主疏泄，具有调畅气机的作用。肝乃将军之官，性喜调达，若因情志所伤、暴怒伤肝、抑郁忧思，都可以使肝失条达，疏泄不利，气阻络痹，发为肝郁胁痛。

胁痛是以一侧或两侧胁肋部疼痛为主要表现的病症。现代医学中的肋间神经痛、胆囊炎的相关症状，可参考本病进行辨证论治。胁痛（肝郁气滞证）的临床表现为胁肋胀痛，走窜不定，疼痛因情志变化而增减，胸闷腹胀，嗳气频作，得嗳气而胀痛稍舒。

一日三餐强调要定时定量，不能暴饮暴食。饮食要清淡、细软、低脂、少渣，少吃些高脂肪、高胆固醇的食物如肥肉、动物内脏、鱼卵和蛋黄这一类食品；饮食以清淡为宜，多选择绿叶类蔬菜、萝卜、水果等，不选择油炸、熏烤类食物。

推荐药膳：黄花猪肉丝

【材料准备】

主要食材：瘦猪肉50克，青红椒各半个，生姜、盐等适量。

食药物质：新鲜黄花菜20克，腰果10克，佛手10克。

【制作方法】

（1）瘦肉切丝，青红椒切丝；新鲜黄花菜去蕊，在淡盐水中浸泡30分钟，备用。

（2）将腰果炒至微黄，盛出备用。

（3）爆炒瘦肉、青红椒丝、黄花菜，加生姜、盐调味，撒入佛手、腰果煮沸即可。

【功效】疏肝解郁，理气止痛。

【食用方法】一人份，可作为辅助治疗。

【适用人群】肝郁气滞胁痛者。主要证候为胁肋胀痛，疼痛因情志变化而增减，善太息，舌苔薄白，脉弦。

2. 郁证（痰气郁结证）

春主肝，肝脏在春季活动比较旺盛，肝属木，木性可曲可直，条顺畅达，有生发的特性，故肝喜条达而恶抑郁，有疏泄的功能。当肝疏泄失常，导致气机不畅，肝木克脾土，脾失健运，不能代谢水湿，聚湿成痰，发为本病。

郁证是情志不舒、气机郁滞所致，以心情抑郁、情绪不宁、胸部满闷、胁肋胀痛等症为主要临床表现的一类病症。西医学中的神经衰弱、癔症及焦虑症出现相关症状的时候，可参照本病进行辨证论治。

郁证之痰气郁结证临床表现为精神抑郁，胸部闷塞，胁肋胀痛，咽中有异物感，吞之不下，咯之不出。本证也可称为梅核气，多见于青中年女性，因情志抑郁而起病，自觉咽中有异物感，但是没有咽痛和吞咽困难的症状，咽中不适感与情绪波动有关，时轻时重。治疗上以行气开郁，化痰散结为原则。

饮食以清淡饮食为主，选择多种类的应季蔬菜、水果，注意搭配制作，使色香味俱全。多采用奶类、大豆类、蛋类和鱼虾类为蛋白质来源。三餐规律，保证就餐环境良好，忌烟酒。

推荐代茶饮：解郁利咽茶

【材料准备】

食药物质：玫瑰花3克、姜半夏3克、茯苓6克、厚朴6克、紫苏叶3克。

【制作方法】将上述材料加入沸水焖泡约20分钟。

【功效】化痰行气，疏肝解郁。

【用法】可反复冲泡至味淡，每日一剂。

【适用人群】痰气郁结所致精神抑郁，胸部闷塞，胁肋胀痛，咽中有异物感等人群。

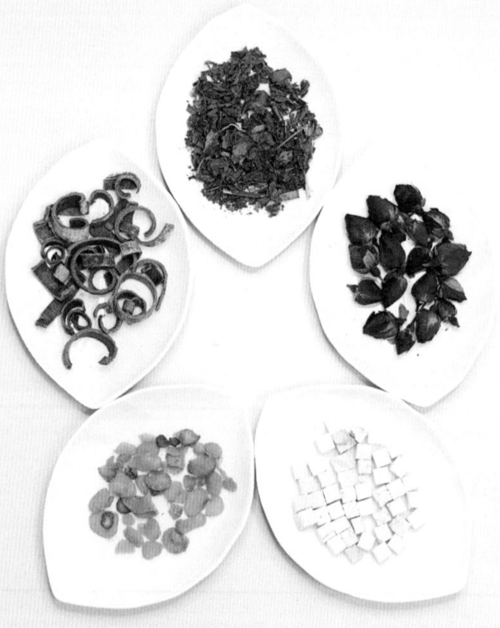

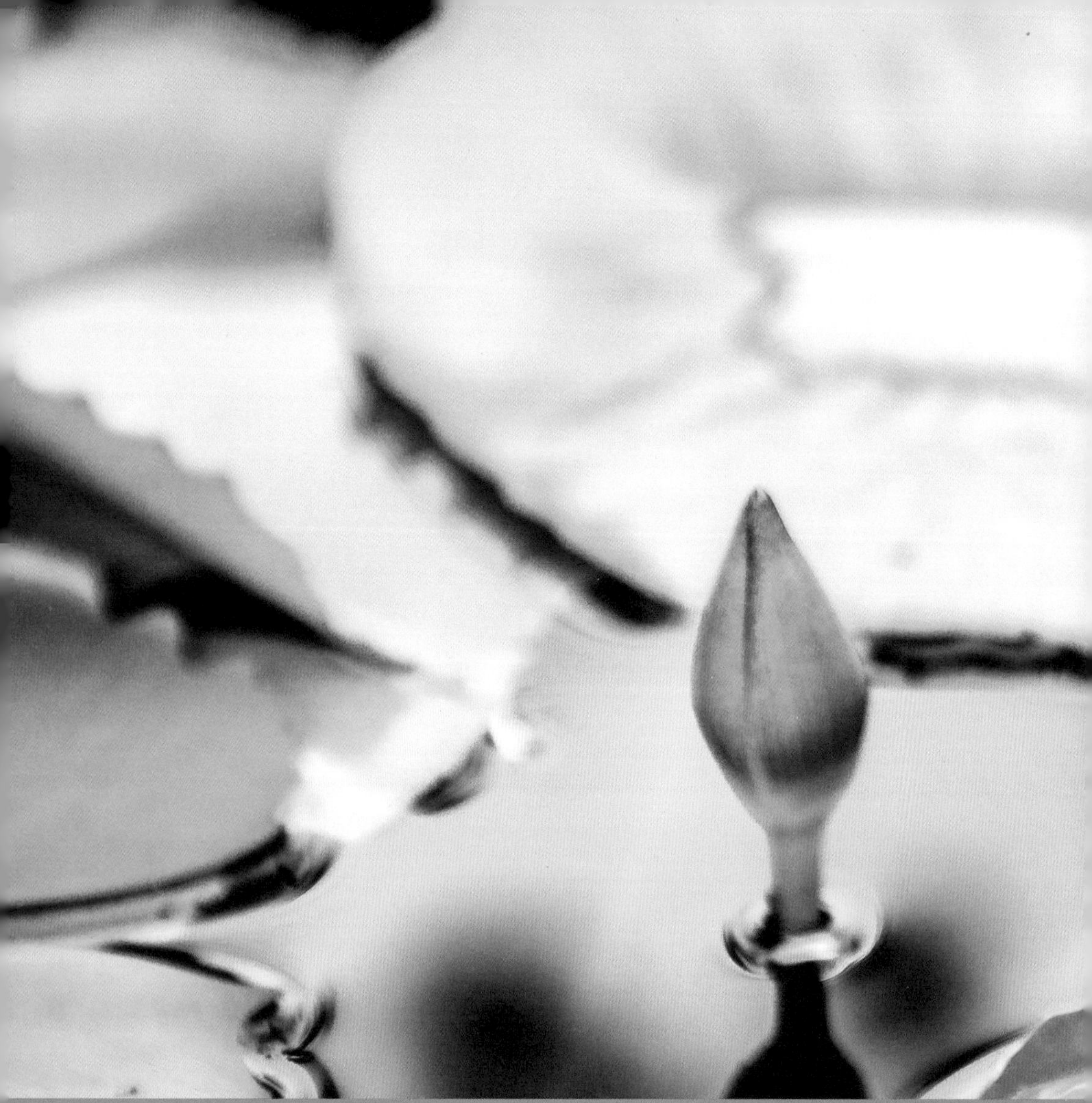

天地始交万物并秀，
立夏宜养心调肺肾，
注意防治失眠、红眼病等病症。

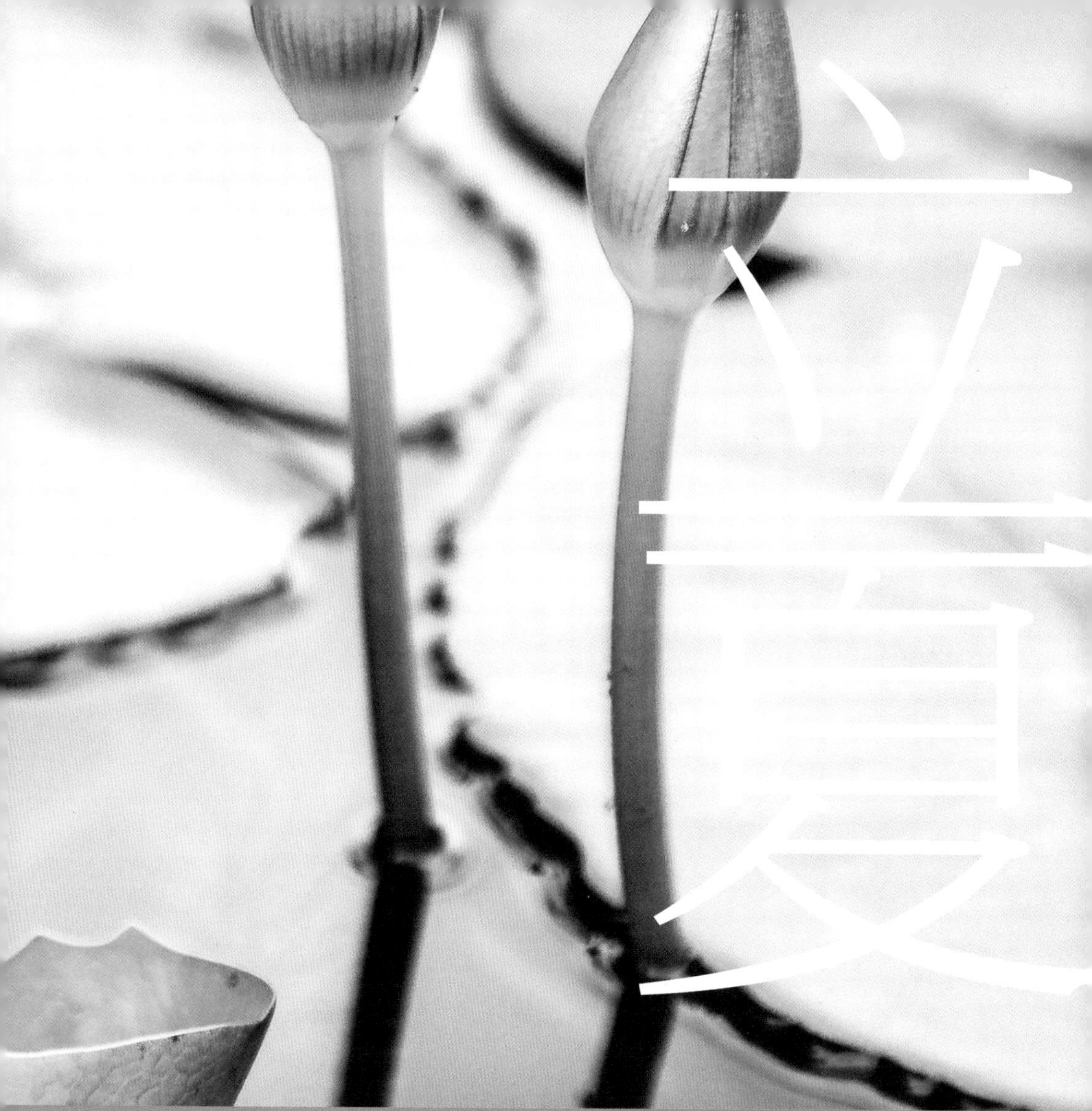

立夏

立，建始也
夏，假也
假，即大的意思
物至此时皆已长大
故名立夏
夏季的第一个节气
二十四节气之第七节气——立夏

夏季从立夏开始，历经小满、芒种、夏至、小暑、大暑六个节气。立夏以后，正式进入雨季，雨量和雨日均明显增多。夏季是许多农作物旺盛生长的最好季节，充足的光照和适宜的温度以及充沛的雨水给植物提供了所需的条件。立夏节气一般开始于每年的5月5日~7日。

立夏·三候

一候，蝼蝈鸣 | 据说蝼蝈是一种褐黑色的蛙，此时能听到它们在田间池塘边鸣叫。

二候，蚯蚓出 | 蚯蚓长眠地下，夏天雨水逐渐丰盛，可以看见蚯蚓从泥土中钻出来。

三候，王瓜生 | 春生夏长，夏日一来，万物开始疯长，王瓜（土瓜）的藤蔓开始快速攀爬生长。

立夏·食养

《素问·四气调神大论》："夏三月，此谓蕃秀，天地气交，万物华实，夜卧早起，无厌于日，使志无怒，使华英成秀，使气得泄，若所爱在外，此夏气之应，养长之道也。逆之则伤心，秋为痎疟，奉收者少，冬至重病。"这是夏三月的养生指导，此时是天气向下、地气向上，阴阳交合，雨水充沛，草木茂盛，给果实孕育提供了最佳条件。人在天地之间，应该遵循自然规律：晚点睡早点起，不要厌恶长夏的物候特点，出去活动活动，看看美好的自然风光，使心情愉悦，如此更符合天人相应的养生之道。如果违背了自然规律，人就容易出现阴阳失调，发生疾病。

养心：清心火，多食赤苦食

《素问·六节藏象论》称心为："阳中之太阳，通于夏气。"心，若受高温的影响容易心火旺盛。按照中医五行理论，把食物颜色和味道分为五类，每一类对应于一个脏腑，如酸、苦、甘、辛、咸五味和青、赤、黄、白、黑五色分别对应肝、心、脾、肺、肾。因此，夏季可适量添加苦味食物和赤色食物。苦味食物如苦菊、苦荞麦、苦瓜等，赤色食物如红小豆、红薯等。

现代医学研究也发现，人的心理、情绪与躯体可通过神经-内分泌-免疫系统互相联系、互相影响。例如，进入夏天有人会觉得周身不适，伴有失眠、烦躁等症状，更有情绪激动者，出现血压升高、心律失常、心肌缺血的情况，这就与心的承受度有关，提醒我们要在立夏之初，做好情绪调节，“养心”，保持良好的心态。

调肺肾：兼顾肺肾，多食补肾、养肺食物

按照五行理论，肾水克心火，心火克肺金，如果夏季心火旺则可以反侮肾水，或乘肺金。因此，要注意调养肺肾，肺气虚容易出现呼吸系统疾病，肾气虚容易出现生殖系统疾病，也容易出现心肾不交导致的失眠。立夏在养心的同时，要兼顾多食补肾（如牡蛎、桑葚、黑米等）、养肺（如白扁豆、杏仁、银耳等）的食物。

未病先防：清淡饮食，预防心脑血管等疾病的发生

夏日温度逐渐升高，汗出较多，体内津液容易亏虚，血液黏滞则心脉容易堵塞不通。故立夏之时，可晨起小口啜饮清水一杯，早餐适量添加洋葱等舒张血管、降低血液黏稠度的食物，晚餐可适量饮用红酒，以畅通气血。日常饮食应以低脂、低盐、多维生素、清淡为主。

推荐膳食：荷豆陈皮麻鸭汤

【材料准备】

主要食材：麻鸭100克，鲜藕30克，火腿20克，生姜、酱油、白胡椒粉、白酒、盐适量。

食药物质：荷叶（鲜）5克，白扁豆5克，陈皮5克。

【制作方法】

（1）麻鸭切块后用开水烫煮后捞起备用。

（2）鲜藕去外皮，切成滚刀块。

（3）火腿出水备用。

（4）鲜荷叶洗净，切成方形，用开水烫过迅速入冰水浸泡。

（5）白扁豆洗净，开水浸泡至软。陈皮浸软切丝。生姜切片。

（6）在砂锅内加清水烧开，加入鸭块、藕、火腿、荷叶、白扁豆、陈皮、姜片等食材，烧开后加入酱油、白胡椒粉、白酒、盐等调料，去浮沫，改小火，盖好盖子，炖60分钟至鸭肉脱骨后出锅。

【功效】清热消暑，生津止渴，健脾利湿，行气和胃。

【食用方法】一人份，可在节气内常规食用。

【适用人群】湿热交蒸，脾胃虚弱者。

【膳食点评】机体因天热消化液分泌减少、饮食应以清补食物为主，辅以清暑解热、护胃益脾作用的食物。荷豆陈皮麻鸭汤中的荷叶擅清热消暑、生津止渴。白扁豆是健脾利湿、消暑之佳品。更加入擅补阴益气、和胃消食、利水解毒的麻鸭，以及健脾燥湿、行气和胃的陈皮，共奏清热消暑、健脾祛湿、益气生津、和胃消食之功，清而不泄，补而不滞，为夏季食疗养生之品。

立夏·食治

立夏是夏季的第一个节气，又称“春尽日”，气温大体呈现逐渐攀升之势，但由于正处在春夏之交，时常出现反复。较大的温差变化，加之雨后闷热潮湿，且昼长夜短，易导致睡眠不足，极易引发心脑血管、消化系统等疾病。

1. 失眠

立夏处于春夏之交，此时阳方盛而阴未衰，阴阳交迫，互相搏结，气候多变，进而对人体的阴阳平衡产生影响，导致阳盛不能入阴，阴阳失交，引发不寐，即失眠。临床表现为入睡困难，或者睡后易醒，醒难入睡，梦多，睡后不解乏等。治疗上以补虚泻实，调整阴阳为原则。

失眠患者日常可食用清心安神、清肝泻火类食品，如芹菜、莲子、菊花、百合、蜂蜜、金银花、山栀、丹皮等，可熬粥、泡茶、拌凉菜等。同时注意补充蛋白质和维生素，如豆类、奶类、谷类、蛋类、鱼类、冬瓜、菠菜、苹果、橘子等，要保持营养均衡。失眠患者睡前2小时内不宜进食，不宜大量饮水。晚餐忌吃过于辛辣、肥甘厚味的食物，避免饮用酒精类饮料、咖啡、可乐以及茶饮料、浓茶等兴奋性饮品。

推荐药膳：桑葚百合蜜膏

【材料准备】

食药物质：桑葚500克，百合100克，蜂蜜300克。

【制作方法】将桑葚、百合煎煮60分钟，取出药汁备用。可反复煎煮2~3次，将药汁混合，小火熬浓缩至黏稠，加入蜂蜜调匀，装入瓶中。每次1汤匙，沸水冲化饮用。

【功效】滋阴降火，交通心肾。

【食用方法】可在节气内常规食用。

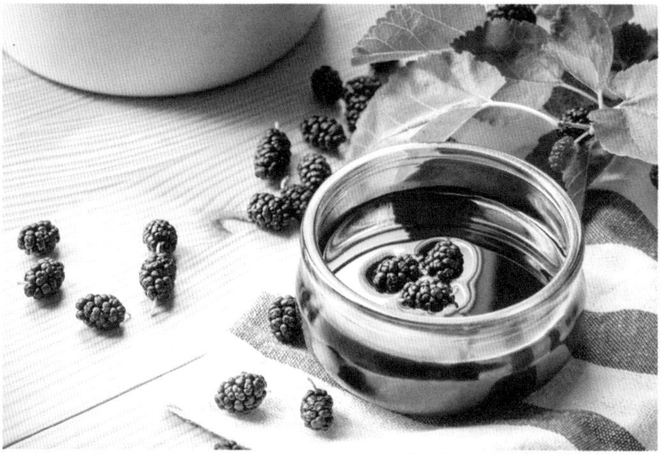

【适用人群】心肾不交失眠者。主要证候为心烦不寐，入睡困难，心悸多梦，伴头晕耳鸣，腰膝酸软，潮热盗汗，五心烦热，咽干少津，男子遗精，女子月经不调，舌红少苔，脉细数。

2. 天行赤眼

春主气为风，夏主气为暑，暑为阳邪，其性炎热，春夏相交之时，风热毒邪浸淫于目引发本病。天行赤眼是以白睛赤脉突然布绕、畏光流泪涩痛为主要临床表现并具有流行传染特点的眼科常见病证。相当于西医的急性结膜炎，或流行性角膜结膜炎。俗称红眼病。

临床表现为初起眼内痒涩，渐即患眼沙涩，灼痛怕光，眼睑欲睁不起，泪出如汤，眼眵（眼屎）黏，白睛赤脉布绕等。治疗上以清热散邪、解毒凉血为原则。

结膜炎/角膜炎患者忌食辛辣、肥甘厚味，饮食宜清淡，宜吃凉性、寒性或平性等清热解毒类食品，如芹菜、苦瓜等。宜增加优质蛋白、矿物质、维生素的摄入量，如鸡肉、全麦面包或麦片等，以及胡萝卜、绿叶蔬菜、鱼肝油等富含维生素A的食物。结膜炎/角膜炎患者应避免饮酒及食用辣椒、生姜、胡椒、洋葱、茴香等辛辣刺激食物，避免食用如鱼、虾、鸡蛋等易引起过敏的食物，禁食肥腻难消化的食物。

推荐代茶饮

【材料准备】

食药物质：白菊花5克、金银花5克、茯苓10克、灯芯草2克、淡竹叶3克。

【制作方法】将上述材料加入沸水焖泡约10分钟。

【功效】清热解毒，清肝明目。

【用法】可反复冲泡至味淡，每日一剂。

【适用人群】眼干、眼涩，畏光流泪，眼眵（眼屎）多、黏表现之人群。

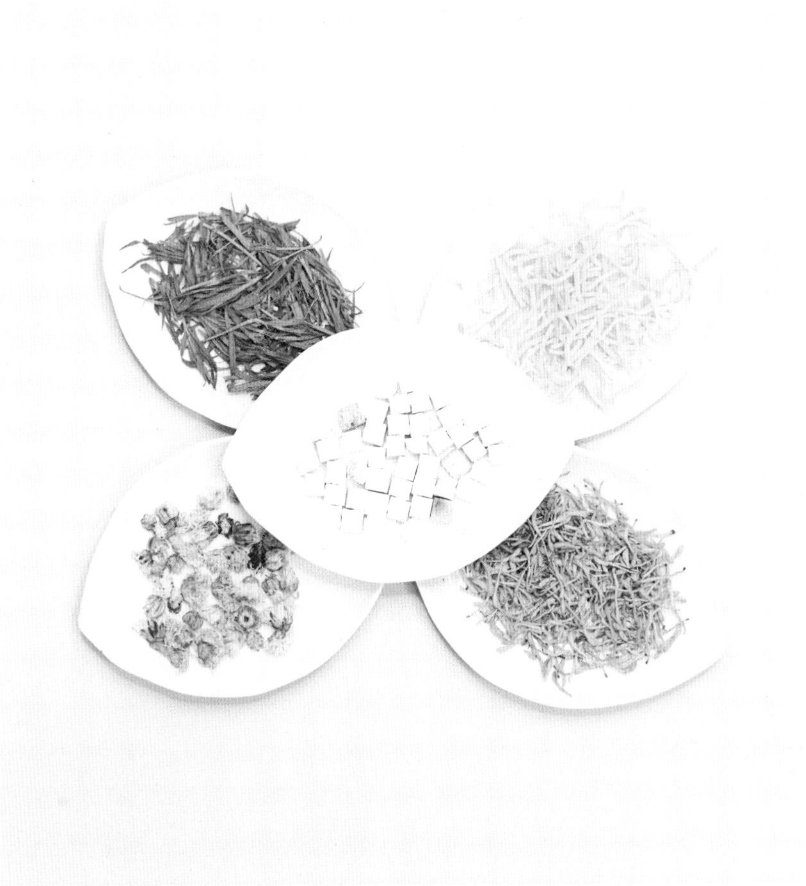

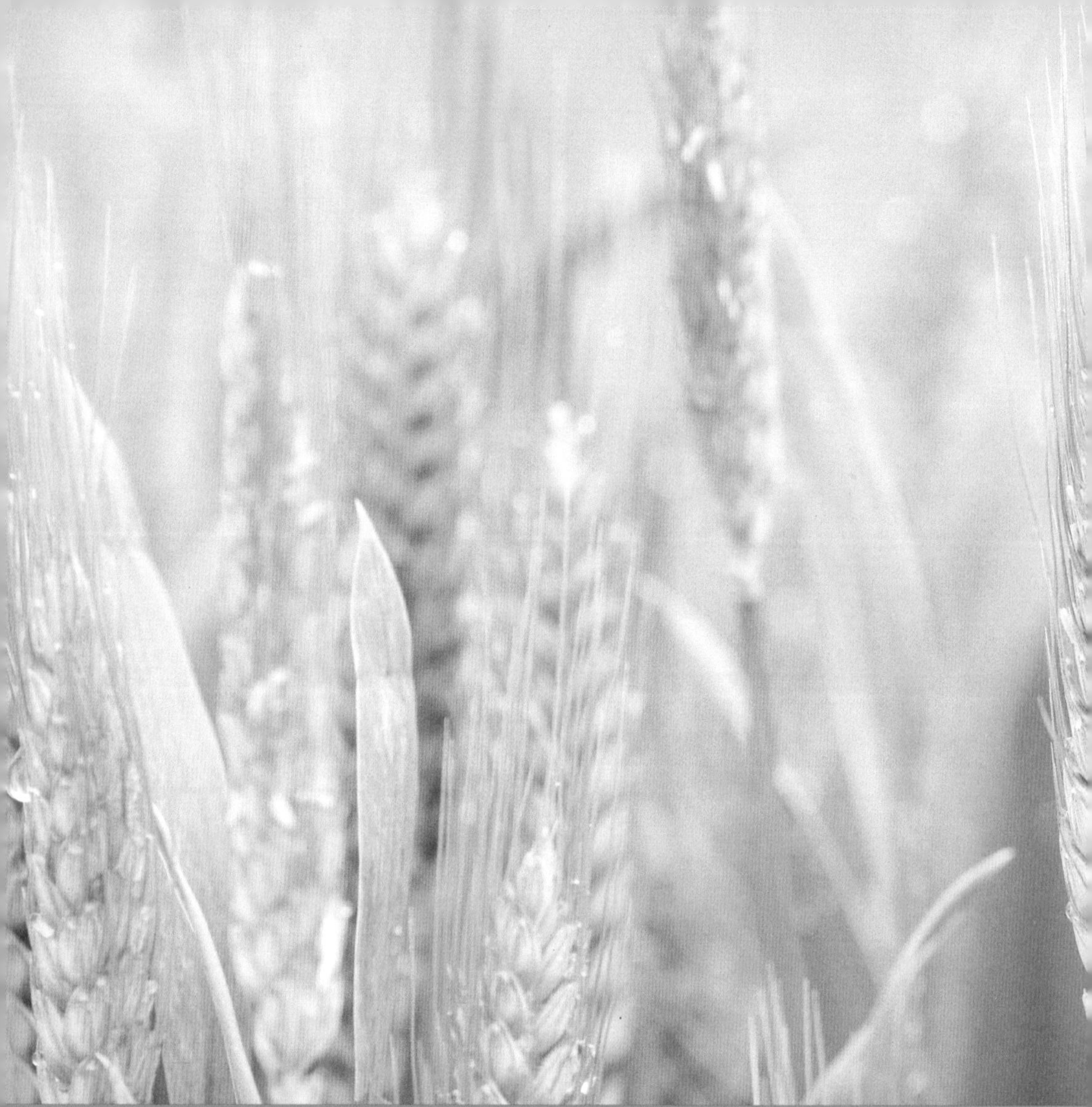

小满时节万物盛，
切莫贪食，
注意防治痛风、风疹等病症。

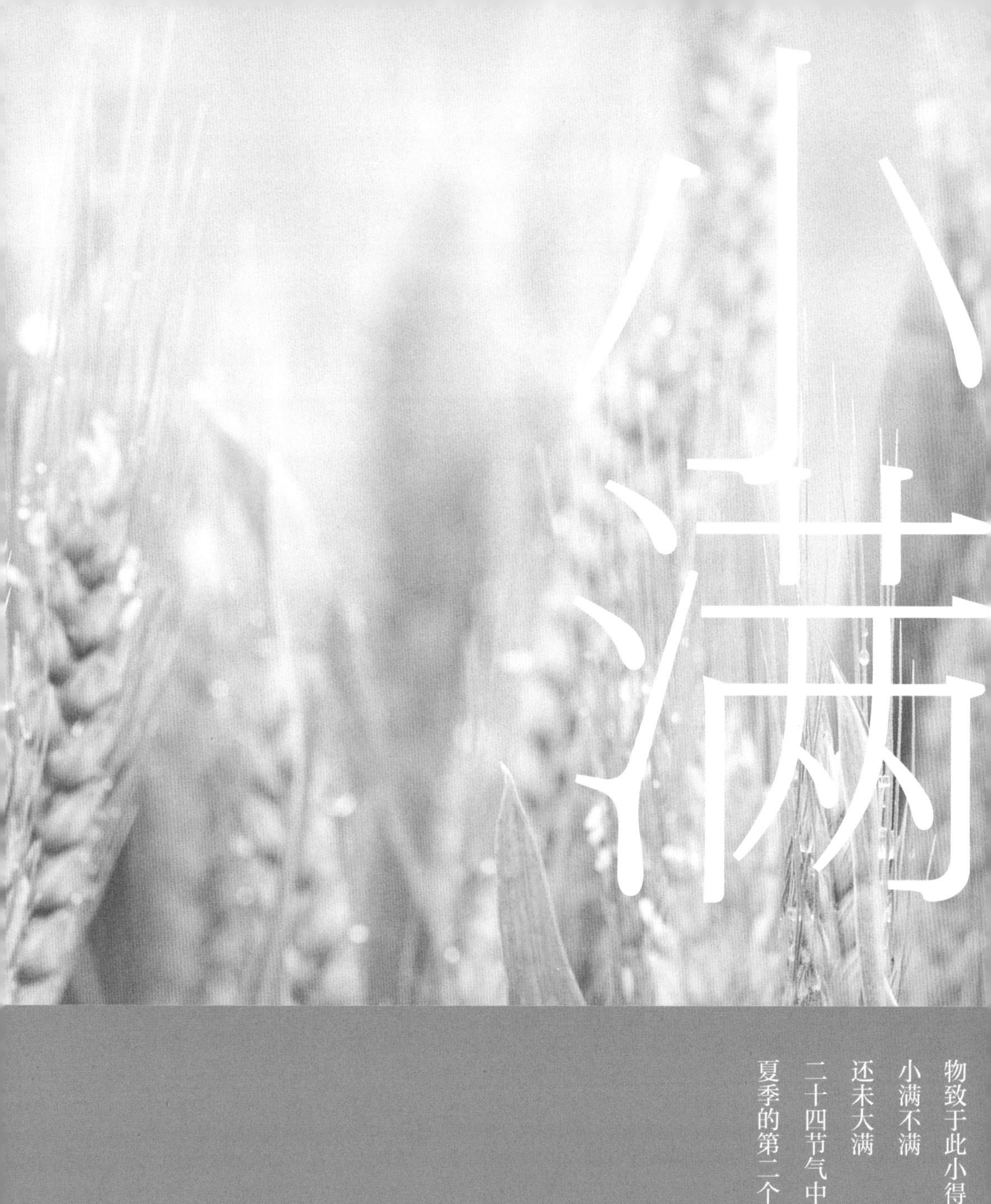

小满

物致于此小得盈满

小满不满

还未大满

二十四节气中的第八个节气

夏季的第二个节气——小满

节气中“小字辈”的节气，后面总跟着“老大”，如小暑之后是大暑，小雪之后是大雪，小寒之后是大寒，而小满之后却是芒种，这是为什么呢？这也体现了“月满则亏，水满则溢”的中国传统文化理念，“小得盈满”是将熟未熟还有向上的空间。小满是节气养生的转折点，标志着暑天湿热拉开帷幕。小满节气一般开始于每年的5月20日~22日。

小满·三候

一候，苦菜秀 | 苦菜就是蒲公英。黄花散落，白絮飞舞，蒲公英随遇而安却最具韧性，这是小满时节绝妙的风景。

二候，靡草死 | 靡草本为感阴而生的植物。小满为四月之中气，古语有云：“凡物感阳而生者，则强而立；感阴而生者，则柔而靡。”靡草至阴之所生，故不胜至阳而死。

三候，麦秋至 | 虽然小满时值夏季，但是对于麦子来说，却仿佛到了成熟的“秋”，安静地等候着收获的呼唤，故有“麦秋”之说。

小满·食养

清爽少油

小满时节万物繁荣，人体的活动也处于旺盛的时期，消耗的营养也比春天多，饮食上可适当做一些补充，以清淡、清爽、少肥甘厚腻为宜。高糖、高盐、高油饮食罹患代谢性疾病、心脑血管疾病、部分癌症风险增高。

苦菜当令

小满养生，向来推崇“苦菜当令”，包括苦瓜、蒲公英等，苦菜久服，能够安心益气、轻身耐老，医学上多用苦菜来治疗热症。

健脾养胃

小满后气温不断升高，因暑、湿气候的影响，易导致脾胃正气不足、胃肠功能紊乱，失眠、口舌生疮，食欲不振、口腔溃疡都时有发生。

忌生冷

《黄帝内经》中有："夏伤于暑，秋必痎疟。"意思是，夏季易感暑邪，有些人立即发病则表现出暑证，如发热、心烦、汗多。若不立即发病，留滞体内，日久郁而化热，到了秋季又感秋凉之气，此时则容易引动体内郁热，寒热交争，发为痎疟病。暑邪蕴藏体内而不发，在当代常见原因就是夏天吃生冷、寒凉的食物或是吹冷气较大的空调。因此夏天尽量少食雪糕、冰水这种人工的生冷食物，尤其是中老年人。

忌燥热

燥热的食物，一方面是食材本身是热性的，比如羊肉、榴莲、胡椒等；另一方面是烹饪方法是热性的，如煎、炸、烤。夏季本身气温高，还食用这些热性食物，会使人燥不能忍，还会引起消化道和泌尿道一些病症。对一些慢性病人，还会引起便秘、痔疮、肠胀气、尿少、尿痛、肾痛等，吃太多还会引起口角炎、咽炎、结膜炎、痱子、中暑等。

推荐膳食：乌梅三豆饮

【材料准备】

主要食材：黑豆、黄豆、绿豆各20g，冰糖适量。

食药物质：制乌梅（药用）5颗。

【制作方法】黑豆、黄豆、绿豆提前浸泡，将乌梅与豆子一起倒入锅中，加约2升的水，大火烧开，改成小火继续熬煮2小时以上，以冰糖调味食用，可长期食用。乌梅三豆饮制法关键在于“久煮”“浓煮”。

【功效】清热、补中、生津、降虚热。

【食用方法】一人份，可在节气内常规食用。

【适用人群】身体虚火过旺，出现皮肤瘙痒、出疹、口唇嘴角溃烂、脱皮、唇舌疼痛、口周湿疹等虚火湿热上炎症状者，及出现尿频、腰膝酸软等中气与肾气不足的症状者。

【膳食点评】三豆饮据说由中国春秋战国时期中医鼻祖扁鹊所创立，黄豆和黑豆养肝木、补中气、降肝胆经相火，绿豆清肝热，具有清热解毒的功效。后世加入乌梅和冰糖，酸甘化阴，滋补津液。共同组成乌梅三豆饮。需要注意的是，豆子是产气食物，不宜多吃；乌梅三豆饮宜趁热食用，既养脾胃又有助于发汗消暑。此外，夏季炎热，细菌易滋生，饮品不宜隔夜食用。

小满·食治

小满处在春夏相交之际，它既有春天万物升发的特点，又有夏天多雨热烈的特点，一般来说，进入小满节气，气温往往逐渐上升，雨水渐多，气温会上下波动，雨天时而出现。这种温热挟湿的气候特点，会给很多疾病创造很好的机会，如感冒、咳嗽等呼吸道疾病，湿疹、风疹等皮肤病，腹痛、腹泻等胃肠病，风湿性骨关节炎，及手足口等传染性疾病，都是小满时节易发生的。

1. 历节病

小满时节，降雨增多，湿热常蕴结于关节而导致红、肿、热、痛，引发历节病。《金匮要略》中专门提到历节病，属于中医痹症的范畴。现代医学中的痛风性关节炎、类风湿关节炎可参考本病进行辨证论治。治疗上以清热利湿、活血通络为主。

痛风是一种由于嘌呤代谢障碍，尿酸产生过多或尿酸排泄不良，而致血中尿酸积聚，尿酸盐结晶沉积在关节滑膜、滑囊、软骨及其他组织中引起的反复发作性炎性疾病。

饮食方面：①限制总热量，如需减肥，宜缓慢降低体重，避免减得过快，使脂肪过快分解，诱发痛风急性发作。②痛风患者应长期控制嘌呤摄入，急性期禁食嘌呤含量高的食物，如动物内脏、凤尾鱼、羊肉、沙丁鱼、鱼卵、鲤鱼、熏火腿、猪肉、牛肉、鸡汤、肉汤、鹅、鸭、鹿肉等；慢性期给予平衡饮食，适当放宽嘌呤摄入的限制，但仍禁食嘌呤含量较高的食物。允许患者每日摄入低于100g的肉类食物，每日可进食适量牛奶和鸡蛋，以防发生营养不良。③尿酸在酸性环境中容易结晶析出，在碱性环境中容易溶解。因此，应多食用碱性食物，少吃或忌食酸性强的食物，如醋、杨梅、山羊肉等。蔬菜、水果及大部分植物性食物都含有较多的碱性，因此，每天应保证食用蔬菜在1000g以上。用苏打制的面食，如馒头、油条、饼干等也属碱性食物，对痛风者有利。也可饮用碱性饮料，以碱化尿液，促进尿酸排泄。④多饮水少吃盐，禁用辣椒、花椒、芥末等辛辣调味品，禁饮各种酒类，多采用炖、焖、煨、煮等烹饪方法，促使嘌呤溶于汤中等，都有助于缓解痛风。

推荐代茶饮：玉米须利湿茶

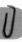

【材料准备】

食药物质：玉米须10克，茯苓15克，陈皮10克，白茅根10克。

【制作方法】将上述材料三碗水煮成一碗水。

【功效】健脾祛湿。

【用法】趁热温服，每日一剂。

【适用人群】脾虚湿困型痛风间歇期或仅表现为高尿酸血症者。常见于喜食肥甘厚腻，形体偏胖，口黏不爽，舌苔厚腻。

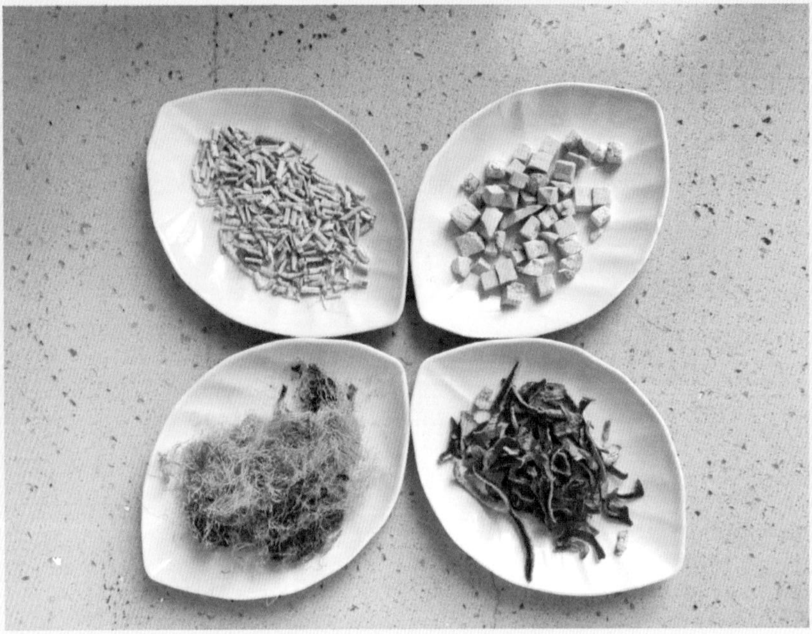

2. 风疹

风疹是小满时节易发疾病。风热毒邪由口鼻而入，侵犯于肺，肺主气属卫，肺气失宣，卫外失调而引发此病。风疹是一种常见的发疹性传染病，中西医同名，是由风疹病毒引起的急性出疹性传染疾病，临床上以前驱期短、低热、皮疹和耳后、枕部淋巴结肿大为特征。治疗上以疏风清热解表为主。

饮食上应注意清淡，多以菜粥、面条汤等容易消化吸收的食物为佳。①多饮水。风疹患者平时一定要多喝水，多喝水不仅有利于稀释咽喉中的部分分泌物，而且还可以将这些分泌物通过尿液排出体外，可以有效地辅助治疗风疹。另外风疹发作以后患者往往出现发热的症状，多饮水还有利于调节体温，更好地退热。②可多食新鲜的水果和蔬菜，以保证维生素的摄入量。尤其是维生素A，患上风疹以后，患者常出现发热和咳嗽的症状，这会消耗患者体内的大量维生素A，维生素A能够促进提高免疫力，所以在饮食上要多吃西兰花、胡萝卜、动物肝脏等富含维生素A的食物。③风疹患者禁忌吃甜食，少吃辛辣、刺激的食物，如洋葱、胡椒、辣椒、花椒、芥菜、茴香。避免吃油炸、油腻的食物，如油条、奶油、黄油、巧克力等，这些食物有助湿增热的作用，不利于病情的治疗。

推荐药膳：双根香菜汤

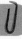

【材料准备】

食药物质：鲜芦根、鲜茅根各30克，香菜10克，白砂糖适量。

【制作方法】将鲜芦根、鲜茅根加水煎汤，去渣，加入切碎的香菜，再次煮沸，加白砂糖调味即可。

【功效】疏风清热、透疹。

【食用方法】一人份，7天为一周期。

【适用人群】风热犯卫引起风疹者。临床表现为发热恶风，轻微头痛，咽痛口微渴，精神倦怠，口腔可见散在红色斑疹。

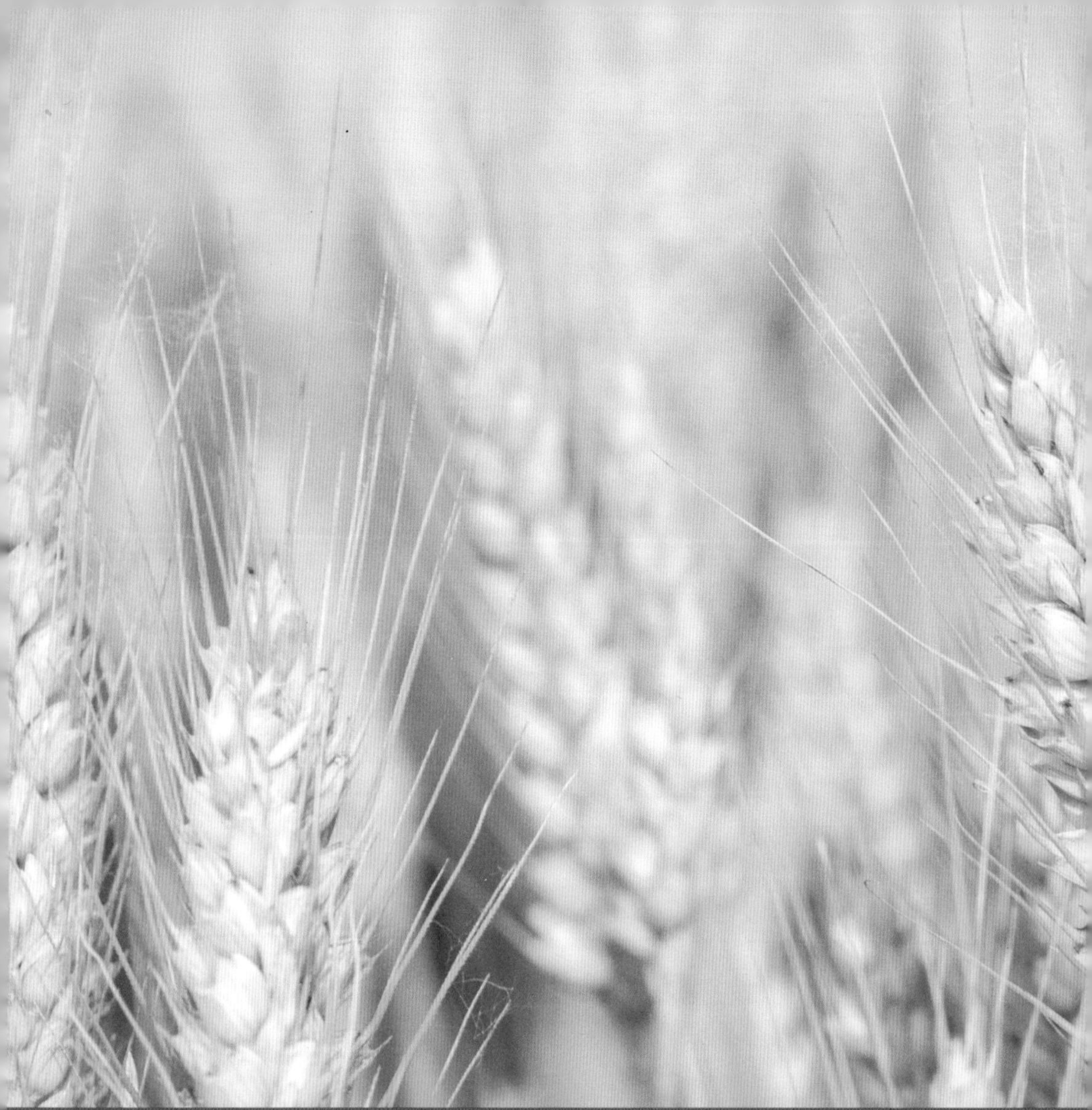

芒种芒种连收带种，
饮食宜清补，
注意防治口腔溃疡、尿路感染等病症。

芒种

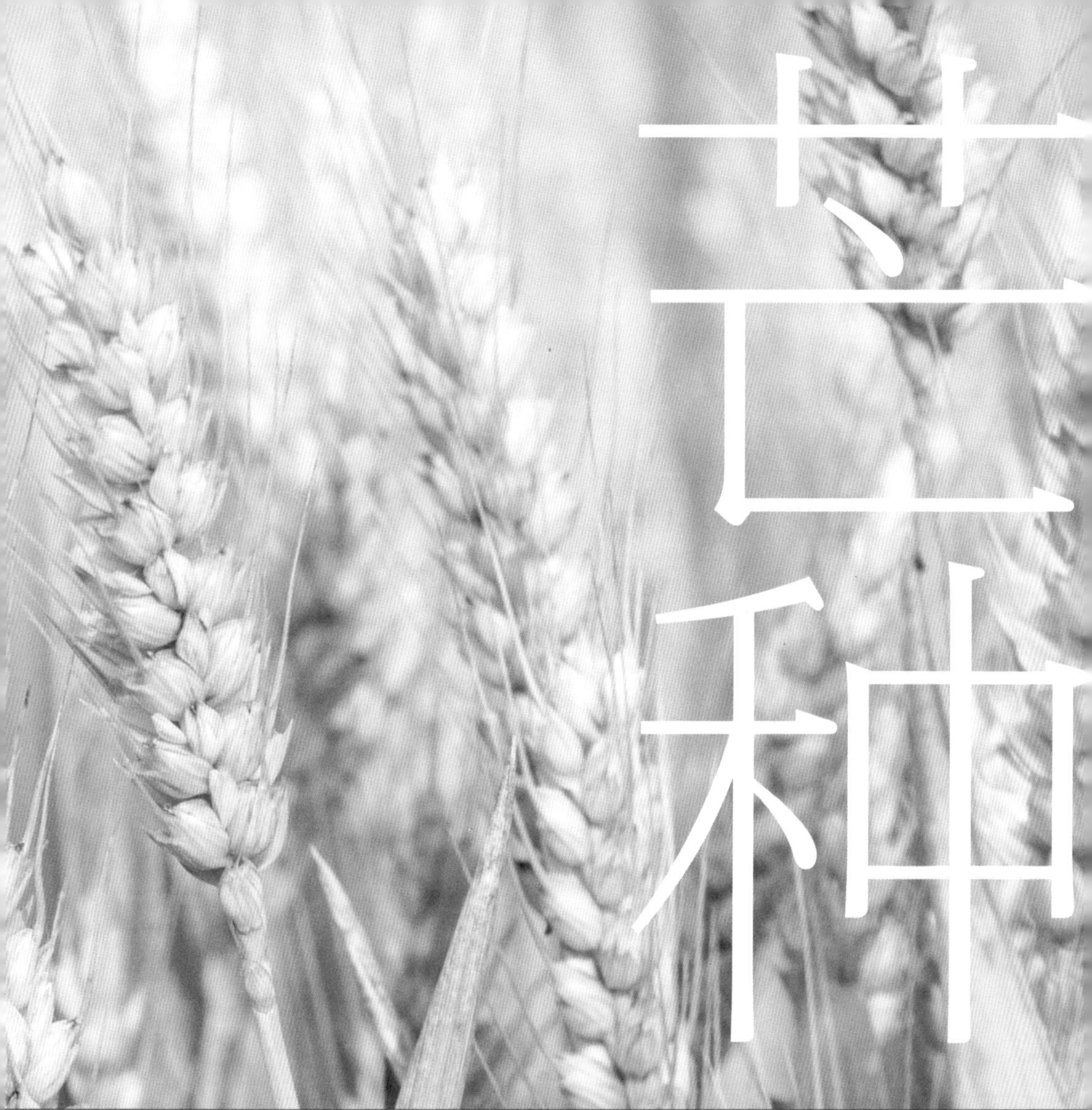

谓有芒之种谷可稼种矣
地面之际
阳热小满
雨水又足
麦穗生芒
将成熟也
二十四节气中的第九个节气
夏季的第三个节气——芒种

芒种的“芒”字，是指麦类等有芒植物的收获，芒种的“种”字，是指谷黍类作物播种的节令。芒种时节就是收割麦子、播种稻子，一般开始于每年的6月5日~7日。

芒种·三候

一候，螳螂生｜螳螂在上一年深秋产的卵，因感受到阴气初生而破壳生出小螳螂。

二候，鵙始鸣｜鵙（jú），指伯劳鸟。曹子建《恶鸟论》，百（伯）劳以五月鸣，其声鵙鵙然，故以之立名。喜阴的伯劳鸟开始在枝头出现，并且感阴而鸣。

三候，反舌无声｜与伯劳鸟相反，能够学习其他鸟叫的反舌鸟，却因感应到了阴气的出现而停止了鸣叫。螳螂、鵙皆阴类，感微阴而或生或鸣，反舌感阳而发，遇微阴而无声也。

芒种·食养

饮食宜清补

清补是指用甘润、生津、益气类食药物质，治疗阴虚气弱的方法。夏季人体消化功能不如其他季节好，同时在高温下新陈代谢加快，体能消耗大，因此，进入仲夏要防止“暑邪”“湿邪”“火邪”外邪入侵，食养宜采用清补之法。

（1）选用具有一定驱暑、生津功效的食药物质，以补充人体的消耗。例如：鸭、鸡、猪、鱼类、豆制品、瓜类蔬菜、水果等，这些食品均在补充营养同时有利于清热降暑。

（2）多食蔬果，尤其是苦味食品。苦味食品中所含有的生物碱具有消暑清热、促进血液循环、舒张血管等作用，如苦瓜、苦笋、苦菜、茶叶等。

（3）夏季多汗，易出现身体倦怠无力、头昏头痛、食欲不振等症，多吃新鲜蔬果，补充钾元素，可有效缓解因缺钾引起的上述症状，如大葱、芹菜、毛豆、草莓、杏、荔枝、桃子、李子。

（4）仲夏养生，补水是重中之重。最好的补水是饮用凉白开，也可以选择喝绿茶、花茶、绿豆汤、乌梅汤等。最好不要喝太多的饮料，饮料中含有大量的添加糖，精制糖摄入过多易引起中间产物如蔗糖、葡萄糖的积累，而糖类的堆积可导致高脂血、高胆固醇等代谢性疾病。

需要提醒的是，即将参加高考的广大考生和学生家长要密切关注天气变化，如遇高温天气，要提前做好防暑降温的准备工作。

推荐膳食：橘皮瓜茸拌莴笋

【材料准备】

主要食材：莴笋100克，净马蹄20克，胡椒粉、醋、盐、白砂糖、蒜蓉、香油等适量。

食药物质：橘皮10克，木瓜10克，紫苏（叶）5克。

【制作方法】

（1）莴笋去皮，洗净，切成象眼片后焯水。

（2）马蹄洗净切成粒。

（3）橘皮浸软，刮瓤，洗净，切粒。

（4）木瓜去皮，蒸透，制成茸泥。

（5）紫苏用淡盐水浸泡10分钟后切成丝。

（6）将上述材料同拌。加入适量胡椒粉、醋、盐、白砂糖，调好味后加入蒜蓉、香油即可。口味酸甜。

【功效】清热解毒，理气化痰，消食生津。

【食用方法】一人份，可在节气内常规食用。

【适用人群】湿郁化热，痰湿中阻，气机郁结，口舌生疮者。

【膳食点评】此时湿热更胜，橘皮瓜茸拌莴笋中莴笋含有大量钾离子，在盛夏时节食用可以使体内盐分趋于平衡，还可以清热解毒、祛火利尿。加上理气化痰之橘皮，清热生津止渴之马蹄使其功效更佳，而木瓜能消食生津，防止津伤口渴、消化不良。紫苏有缓和的解热作用，可行气宽中，主治脾胃气滞之胸脘胀满。

芒种·食治

芒种时节气温显著升高，空气湿度大，又闷又热，脾主运化，运化包括两个方面：一是运化精微，从饮食中吸收营养物质，使其输布于五脏六腑各器官组织；二是运化水湿，配合肺、肾、三焦、膀胱等脏腑，维持水液代谢的平衡。脾喜燥恶湿，此节气上消化道出血、消化道溃疡等消化系统疾病发病率较高。

1. 舌疡

夏天五行中属火，对应心，火热之邪内侵，或情志抑郁化火，或过食辛辣刺激、温补之品，久蕴化火，内炽于心，而心开窍于舌，导致口舌生疮。舌疡指口舌生疮或溃烂，出现局部疼痛的一种口腔黏膜疾病。相当于现代医学的口腔溃疡。

临床表现为口腔黏膜反复出现圆形或椭圆形小溃疡，可单发或多发在口腔黏膜的任何部分，有剧烈的自发痛，一般在10天左右可自愈。局部症状比较显著，全身症状多不明显。愈合不留任何瘢痕，但可以反复发作。治疗上以清心泻火为主。

口腔溃疡患者要保持清淡饮食，以软烂、易消化食物为主，避免辛辣性食物和局部刺激食物，严重者可给予半流质饮食。口腔溃疡患者可多吃水果蔬菜补充维生素以及微量元素，尤其是应适当进食富含B族维生素以及微量元素铁、锌、铜的食物，如动物肝脏、动物心脏、动物肾脏、蛋类、豆类、花生、肉类、卷心菜、西兰花、橘子、香蕉、橙子等。要保证优质蛋白质摄入，例如牛奶、鸡蛋、瘦肉、海产品等。口腔溃疡患者在饮食上要适当忌口，避免辛辣性温热的食物，如葱、姜、韭、蒜、辣椒、胡椒、牛肉、羊肉、狗肉等，对于需要用力咀嚼或者用力撕咬的食物也要限制。

而且应忌烟、酒、咖啡及刺激性饮料，同时多喝热水，尽可能避免刺激。

2. 热淋

推荐药膳：竹叶石膏粥

【材料准备】

食药物质：生石膏30g，鲜竹叶15g，粳米30g。

【制作方法】生石膏先放入锅内，加水煎煮20分钟，再放入鲜竹叶同煎煮8～10分钟，去渣取汁。将粳米倒入锅内，加汁，清水煎煮至米烂熟成稀粥即可。

【功效】清热泻火，益胃生津。

【食用方法】一人份，3天为一周期。

【适用人群】心火上炎引起的口腔溃疡者。主要证候为溃疡周围黏膜红赤，灼热，疼痛明显，舌尖红，脉数。

心与小肠通过经脉的络属构成表里关系。在生理状态下，心火敷布于小肠，小肠受盛化物，泌别清浊，就是接受由胃而来的水谷，精浊由此而分，精微的部分经过小肠，或者上输于脾，或注于膀胱；那么糟粕的一部分，通过小肠的化物功能，把它下传到大肠，最后由大肠而出。心属里，小肠属表，当心火过旺时，心移热于小肠，传入膀胱，引发热淋。类似于现代医学中的急、慢性尿路感染。

尿路感染患者饮食宜清淡，忌肥腻辛辣酒醇之品。多饮水，多进食富含纤维素、水分和维生素C的食物，如各种新鲜蔬菜、水果和汤类，同时可尽量选择具有清热解毒、利尿通淋作用的食物，如绿豆汤、绿茶、菊花茶、荠菜、马兰头、冬瓜、西瓜等，这些都有利于尿路感染的痊愈。禁食葱、韭菜、蒜、胡椒、生姜、辣椒、火锅等辛辣刺激性食物，同时禁烟、酒，忌食温热性食物，如羊肉、狗肉等，避免食用烧烤、油炸食物之类的油腻食物。

推荐代茶饮：清心利水茶

【材料准备】

食药物质：茯苓15克、甘草3克、灯芯草3克、淡竹叶3克、车前子10克、绿茶5克。

【制作方法】将上述材料加入沸水焖泡约20分钟。

【功效】健脾利湿，清热通淋。

【用法】可反复冲泡至味淡，每日一剂。

【适用人群】适用于有小便频数短涩、灼热刺痛，尿色黄，口苦等表现的人群。

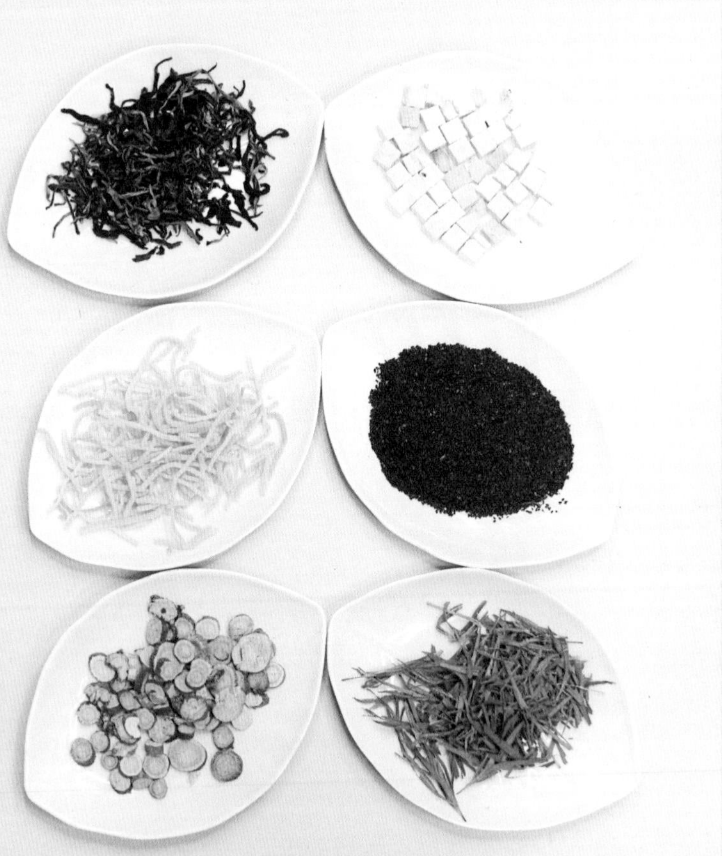

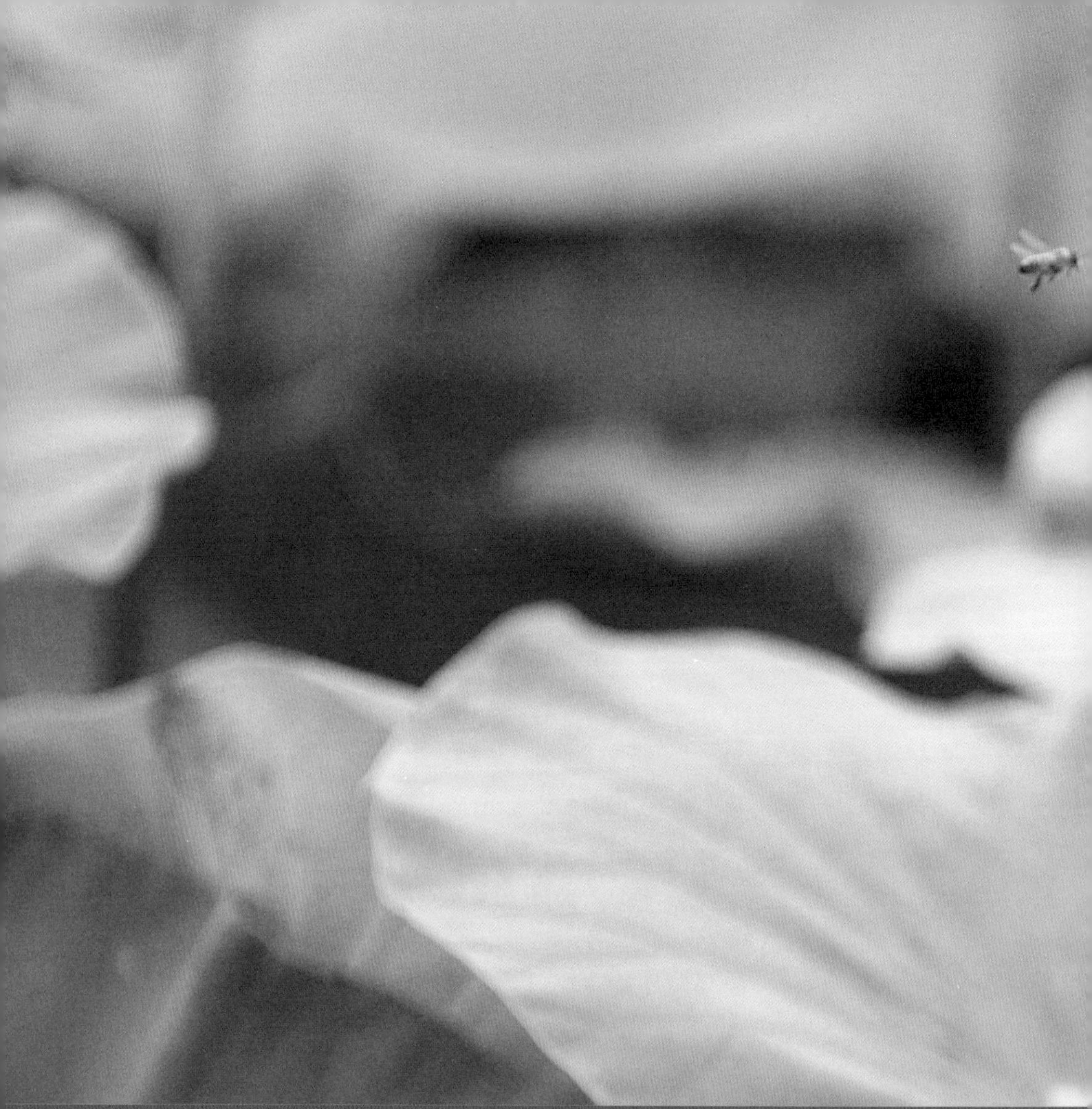

夏至时节阳盛于外，
谨防气阳津伤，
慎防寒凉，
注意防治类风湿关节炎、喘证等病症。

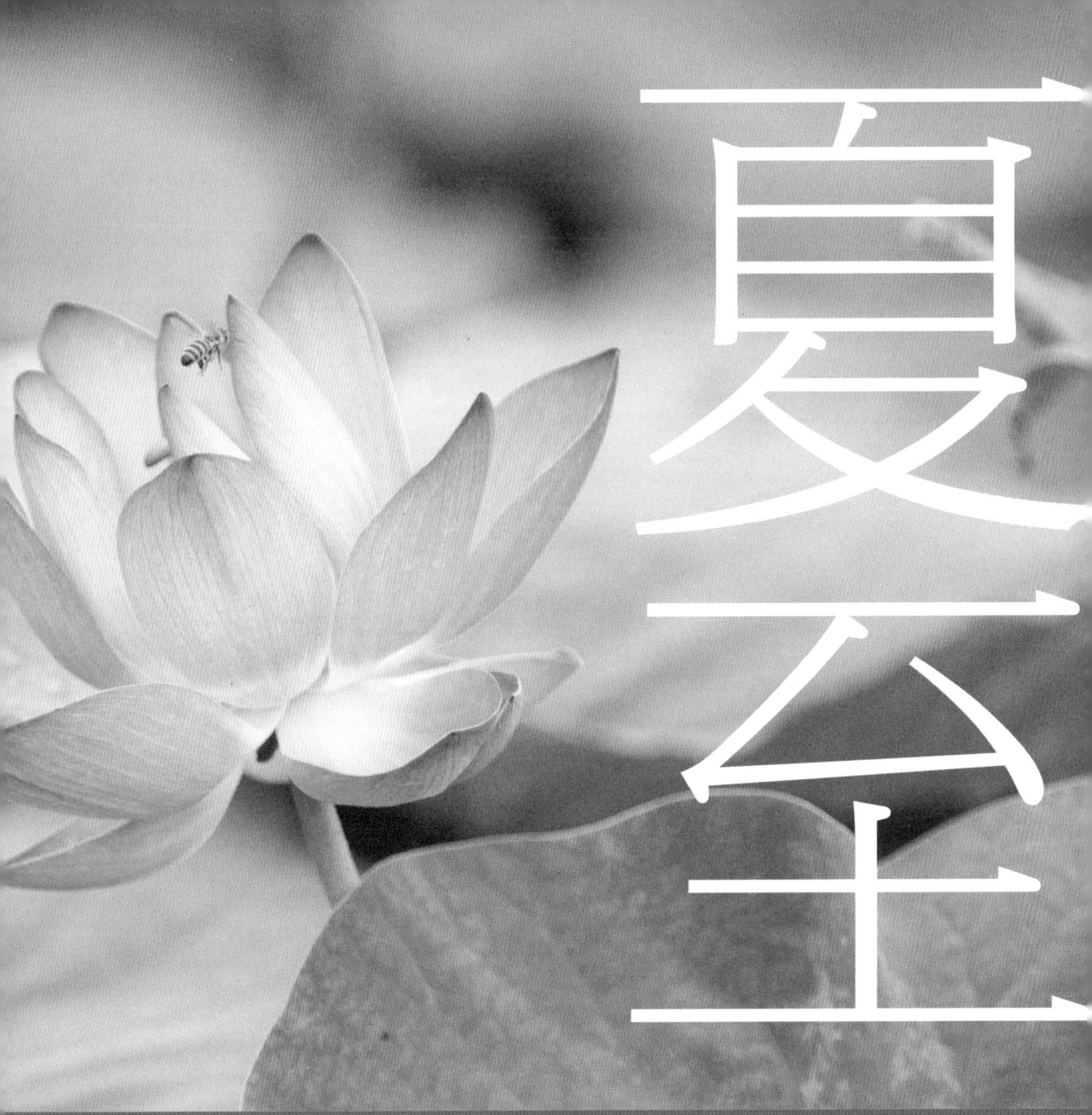

夏至

阳极之至
阴气始生
日北至
日长之至
影短至
故曰夏至
二十四节气中的第十个节气
夏季的第四个节气——夏至

夏至，是一年中白昼最长的一天，但并不是一年中最热的时候。中医认为，夏至是阳气最旺的时节。一般开始于每年的6月21日~22日。

夏至 · 三候

一候，鹿角解｜《逸周书》曰：“夏至之日，鹿角解。”鹿是属阳性的山兽，因阳气盛极而衰，鹿角在夏至脱落，是自然界万物更替的结果。

二候，蜩始鸣｜蜩，指蝉。让人感到夏天到来的，不单单是热度和阳光。一声悦耳的蝉鸣同样宣告了夏天正式的到来。夏蝉又叫“知了”，雄性的知了在夏至后因感阴鼓翼而鸣。

三候，半夏生｜半夏是一种白色的喜阴药草，有燥湿化痰、降逆止呕、消痞散结的功效。因在仲夏的沼泽地或水田中出生所以得名。在炎热的仲夏，一些喜阴的植物开始生长，而喜阳的植物却开始衰退。

夏至 · 食养

一、夏至时节，气温炎热，易多汗失津，谨防气津两伤

及时补充水分

夏至时节，人体阳气运行畅达，气血趋于体表，人体腠理开泄，津液外泄，出汗量增加。中医认为“血汗同源”，血为心所主，故有“汗为心之液”之称。因为夏与心气相通，故多汗易使心气涣散，此时保存或及时补充津液至关重要。

最佳饮品——淡盐开水

夏天气温高，出汗多，汗液中除水分外，还有无机盐等成分，由于汗水带走了体内的盐分，使体内的渗透压失去了平衡。如果单纯大量补充水分，这时喝下去的水无法在细胞内停留，又会随汗液排出，排汗又带走盐

分，形成了白开水喝得越多、汗出得越多、盐分丢失越多的恶性循环。还可引起低氯性碱中毒、肌肉无力、疼痛，甚至抽搐。所以，大量饮水时，可加入适量盐，如喝些淡盐开水或淡盐茶水。有学者指出，热水中单分子较多，能迅速渗入细胞，使缺水的机体及时得到水分补充。因此，口渴喝淡盐开水会加快纠正缺水状况而使人觉得舒服。饮水量因人而异，一般夏季饮水在1800毫升～2300毫升为宜。

适当多食酸味、咸味食品

夏季多汗除津液流失严重外，同时伴随矿物质的流失，易导致心脏搏动异常。《素问·脏气法时论》曰："心主夏，心苦缓，急食酸以收之""心欲耎，急食咸以耎之，用咸补之，甘泻之"。就是说心好软，故以咸柔软也。此时宜多食酸味以固表，多食咸味以补心。

二、夏至时节，阳盛于外，脾胃阳气不足，慎食寒凉

凉性瓜果适可而止，不可过食，以免损伤脾胃

中医认为，夏季阳热在外，脾胃阳气相对不足，在夏季适度吃些凉性蔬菜瓜果，如苦瓜、冬瓜、西瓜、芽菜、银耳、香蕉等，有助于清热消暑，但夏月伏阴在内，饮食不可过寒，如《颐身集》所说："夏季心旺肾衰，虽大热不宜吃冷淘冰雪、密冰、凉粉、冷粥。饱腹受寒，必起霍乱。"心旺肾衰，即外热内寒之意，因其外热内寒，故冷食不宜多吃，少则犹可，贪多定会寒伤脾胃，令人吐泻。

忌食冰镇食品

西瓜、绿豆汤、乌梅小豆汤，虽为解渴消暑之佳品，但不宜冰镇食之。对于炎炎夏日，嵇康《养生论》有其独到见解："更宜调息静心，常如冰雪在心，炎热亦于吾心少减，不可以热为热，更生热矣。"即"心静自然凉"。

推荐节气膳食：益脾饼

【材料准备】

主要食材：面粉75克，南瓜25克，鸡蛋1枚，蔗糖5克。

食药物质：大枣5克，鸡内金（炒）5克，干姜3克。

【制作方法】

（1）大枣放入锅内，加水适量，武火煮沸后文火煮1小时，弃去枣核，留水及枣肉。

（2）南瓜去皮蒸熟，制成瓜茸。

（3）鸡内金、干姜打粉，同枣肉捣如泥，拌入大枣水、南瓜茸、鸡蛋、蔗糖及面粉，和成面团。

（4）分成3个小饼，常规烘焙至焦黄酥脆，当点心食用。口味甜香。

【功效】健脾益气，开胃消食。

【食用方法】一人份，可在节气内常规食用。

【适用人群】脾胃虚弱所致食欲不振、腹胀、便溏或腹泻、神疲乏力等症状者。老幼皆宜。

【膳食点评】夏至依旧炎热，此时饮食应以健脾助运，消食导滞的食物为主，益脾饼源自张锡纯《医学衷中参西录》，具有健脾益气，开胃消食之效，炒鸡内金可健脾消食，加上少量温中散寒化饮之干姜使其健脾益气、燥湿利水效果更佳，大枣一方面可以补中益气，养血安神，

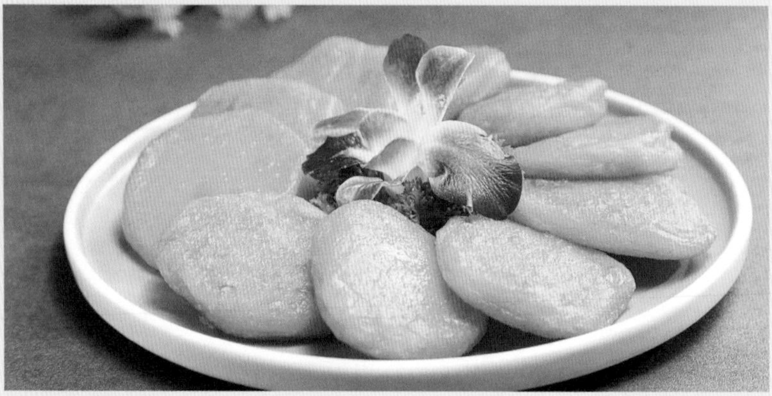

另一方面可以使药膳的色味更佳，作为五谷之一的面粉亦有和中养胃之功。最终益脾饼可以起到缓补脾胃之气，开胃消食之功。

夏至·食治

夏至当天，太阳直射北回归线，为北半球一年中白昼最长的一天。春季阳气始发，万物始生，人体的阳气亦随之升发，到夏至之时，人体及外界阳气均达到最旺盛。此时降水量大，湿气较重，夏至之后机体腠理疏松，更易感受湿热之邪致痹证患者疾病活动。这一时期农作物生长旺盛，杂草、病虫也迅速滋长蔓延，自然界中湿气增多，中医认为湿易困脾、阻碍气机，这就使得体内津液输布失调，进而产生痰、饮、湿，这三者均为喘证的重要致病因素和病理产物。

1. 痹证

痹证是以肢体筋骨、关节、肌肉等处发生疼痛、重着、酸楚、麻木，或关节屈伸不利、僵硬、肿大、变形等症状的一种疾病。风湿热邪侵袭肌表，壅滞于经络，痹阻气血经脉，滞留于关节筋骨，发为痹证，导致经络阻滞、气血津液运行失常。血滞为瘀，津停为痰，形成痰瘀痹阻证。类风湿关节炎相关症状可参考本病治疗。

类风湿关节炎是一种病因未明的慢性、以炎性滑膜炎为主的系统性疾病。其特征是手、足小关节的多关节、对称性、侵袭性关节炎症，经常伴有关节外器官受累及血清类风湿因子阳性，可以导致关节畸形及功能丧失。针对类风湿关节炎，不能单凭类风湿因子、红细胞沉降率的增高来确诊，需要结合具体临床症状、检验结果，由专业的医生进行诊断。

饮食以清淡饮食为主，控制高蛋白质食物的摄入量，少吃富含酪氨酸、苯丙氨酸和色氨酸的食物，如牛奶、羊奶等奶类和花生、巧克力、小米、干酪等；避免进食油腻、高热量的食物及啤酒、茶、咖啡等；要避免进食过咸的食物如咸菜、咸蛋、咸鱼等，以及过热的食物，也要避免进食寒性食物如海鲜（海鱼、海带、海虾等），冷冻食物等也要少进食。不要吸烟，可以适当饮少量白酒。不吃自身容易过敏的食物，以避免类风湿关节炎的病情发作或加重病情。有的药物也可诱发类风湿关节炎，如肾上腺皮质激素类的药物、抗生素类的药物（如抗结核类的药物）等，应注意此类药物的使用。

推荐药膳：海带绿豆汤

【材料准备】

主要食材：海带20克，红糖适量。

食药物质：绿豆15克，桃仁6克，甜杏仁9克，玫瑰花6克。

【制作方法】

（1）玫瑰花用纱布包好，与海带及上述食药物质放入锅中，加水同煮。

（2）海带煮熟后，去掉玫瑰花包，加红糖调匀即可。

【功效】化痰行瘀，蠲痹通络。

【食用方法】一人份，可辅助治疗。

【适用人群】痰瘀痹阻痹证者。主要证候为，肌肉关节刺痛，固定不移，或关节肌肤紫暗、肿胀，按之较硬，肢体顽麻或重着，或关节僵硬变形，屈伸不利；或胸闷痰多，舌质紫黯或有瘀斑，舌苔白腻，脉弦滑。

2. 喘证

肺主气，司呼吸，夏至之时，痰浊壅滞于肺，导致肺的宣发肃降不利，引起痰浊阻肺之喘证。喘证是以呼吸困难，甚至张口抬肩，鼻翼扇动，不能平卧为临床表现的病症。西医学肺炎、喘息性支气管炎、慢性阻塞性肺疾病相关症状可参照本病治疗。慢性阻塞性肺疾病是一种具有气流阻塞特征的慢性支气管炎和（或）肺气肿，可进一步发展为肺源性心脏病和呼吸衰竭的常见慢性疾病。

应注意以清淡饮食为主，少量多餐，多饮水，多食用新鲜蔬菜水果，保证充足的各类维生素供给，选择奶、蛋及畜禽类、瘦肉类食物，补充足量蛋白质。禁忌辛辣刺激性食物及生冷油腻食品，戒烟戒酒。

推荐代茶饮：温肺化痰茶

【材料准备】

食药物质：桂枝10克、五味子10克、法半夏6克、甘草5克、杏仁5克。

【制作方法】将上述材料加入沸水焖泡约20分钟。

【功效】温肺化痰，止咳平喘。

【用法】可反复冲泡至味淡，每日一剂。

【适用人群】适用于风寒侵袭，痰浊内蕴引起的喘息时作，胸闷，咳嗽，痰多黏腻色白等临床表现的人群。

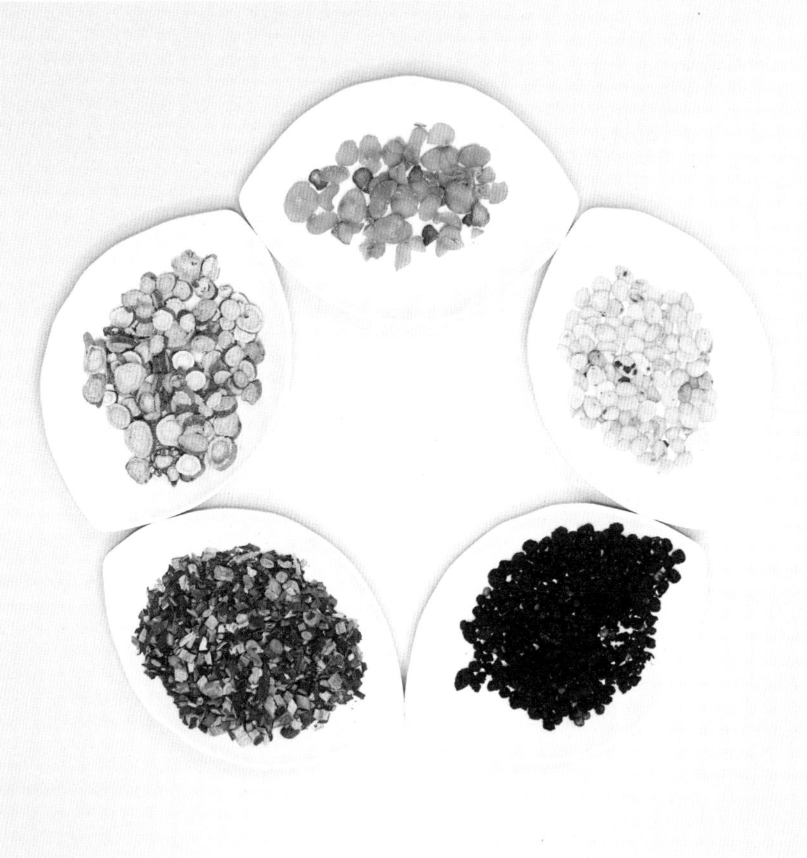

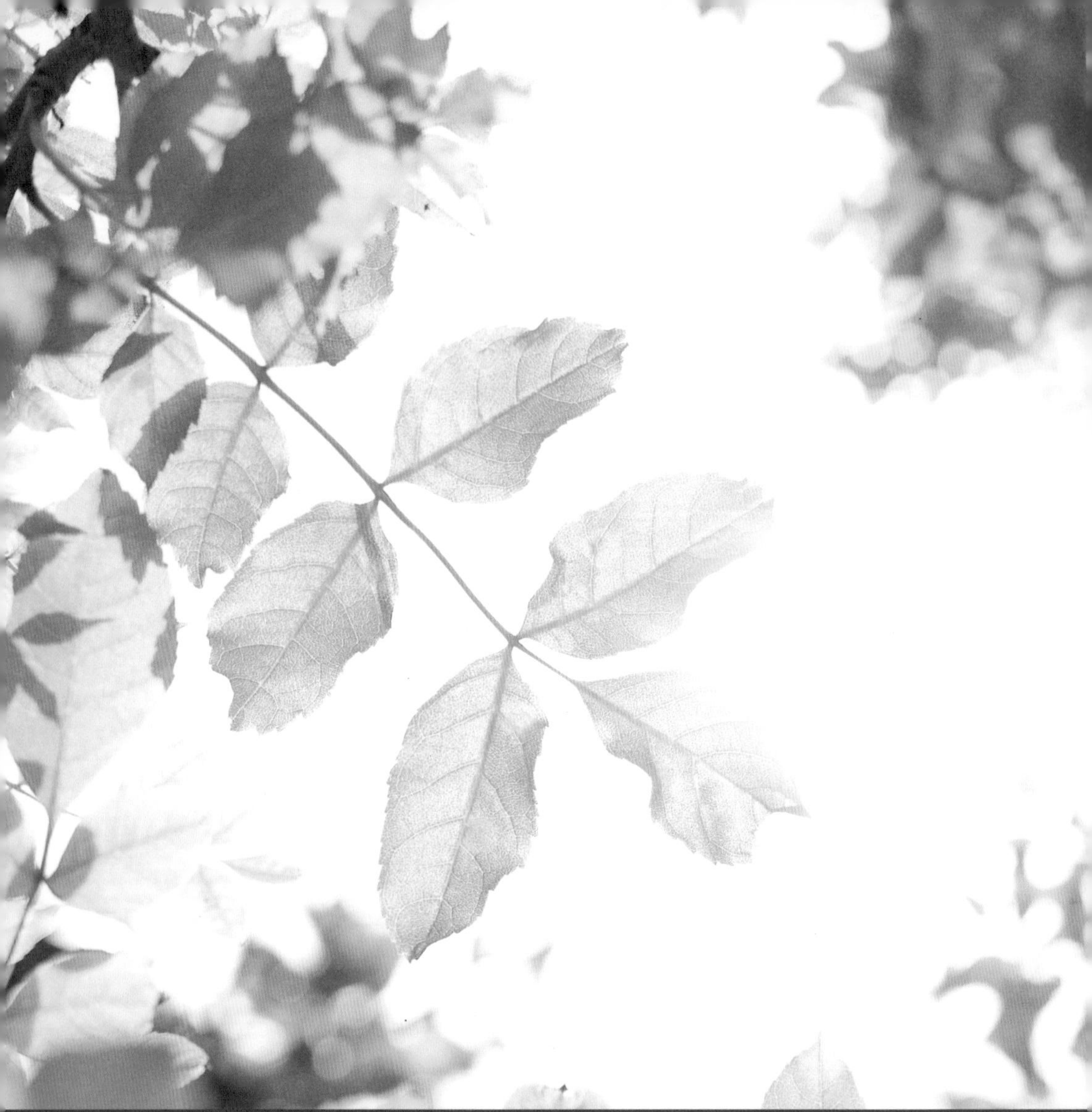

小暑节气谨防三邪入侵，
注意防治中暑、痱子等病症。

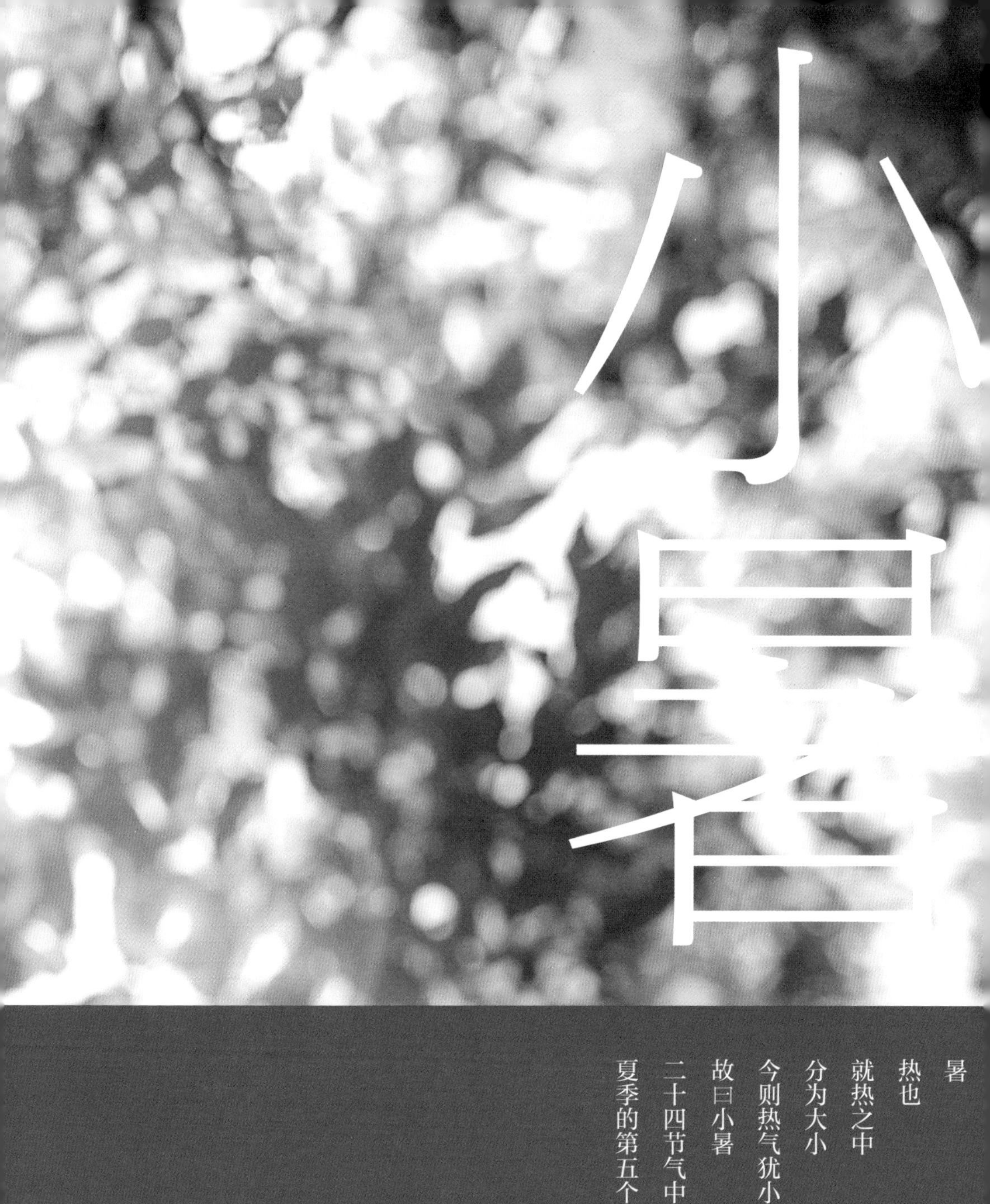

小暑

暑
热也
就热之中
分为大小
今则热气犹小也
故曰小暑
二十四节气中的第十一个节气
夏季的第五个节气——小暑

时至小暑，已是初伏前后。小暑标志着湿热的开始，一般开始于每年的7月6日~8日。

小暑·三候

一候，温风至 | 小暑日后，大地上便不再有一丝凉风，风中带着热浪。

二候，蟋蟀居壁 | 五日后，由于炎热，蟋蟀离开了田野，到庭院的墙角下以避暑热。

三候，鹰始击 | 再过五日，老鹰因地面气温太高而在清凉的高空中活动，学习搏杀猎食的技术。

小暑·食养

民间有“小暑过，一日热三分”，为适应此时暑热的气候，人体阳气外浮于体表，腠理疏松（毛孔打开），因此，机体抵御外邪的大门也就打开了，人体呈现外热内寒的状况。而且，小暑后常发生南方干旱、北方洪涝，“桑拿房”式气候正式开始，因此在日常养护中需注意三种邪气的入侵，即暑邪、湿邪、寒邪。

预防暑邪

小暑节气，持续高温暑邪当令，易产生胸闷、倦怠、不思饮食等症状，除清淡饮食并在日常饮食中适度增加一些具有清热消暑作用的食药物质外，还需要注意两点。一是此时人体汗出较多，会造成津液损伤，如不及时补充人体所需液体，易气随津损，气津不足，而导致疾病。二是此时基础代谢有所提高、机体能量消耗大，即便清淡饮食，饮食结构中也不可过于缺乏肉、鱼、蛋、奶、豆等，仍需注意营养物质的全面摄入。

预防寒邪

刚说完小暑气候炎热，易感暑邪，又为什么也易感寒邪呢？有部分原因是我们现代人的生活习惯造成的，现在为了避免遭受高温带来的不适，房间内、汽车内一般都开着空调，水果、饮品也都会先冰镇一下，再加之缺少长衣长裤对寒邪的抵御，在炎热的小暑节气，感染寒邪的人越来越多了，轻者会有风寒感冒的症状，重者由表及里，长此以往，侵犯到机体的经络与关节，导致关节炎、风湿类疾病等。因此，一定注意饮食上莫要贪一时之凉快。食温热之物得以汗出，会让身体更加爽快。

需要提及的是，中医素有“春夏养阳”之说，这是因为按自然规律，春夏是阳长阴消的过程，顺应阳长的气化趋势养阳，也就是趁着夏天阳气最旺盛的时机来驱寒，其效果会比其他时候要好，“三伏贴”与“三伏灸”的原理便源起于此。

预防湿邪

中医认为湿分内湿与外湿，此时迎来雨季，空气潮湿，外湿明显。脾喜燥恶湿，最容易被湿邪损伤，出现腹胀、腹泻、食欲下降、疲倦困重等症状，而产生湿病。食养注意分清寒湿与湿热，不判断证型去调养，收益不大。

推荐膳食：黄精芡实猪肉汤

【材料准备】

主要食材：猪瘦肉100克，紫菜3克，莲藕20克，油、香菜末、姜片、葱段、料酒、白砂糖、胡椒粉、盐等适量。

食药物质：黄精10克，芡实5克，山药5克，薏苡仁5克。

【制作方法】

（1）猪瘦肉洗净，切片，焯水。莲藕去皮，切成小块，用水煮熟备用。紫菜洗净，撕成小片。黄精洗净备用。

（2）加食用油热锅，下姜片、葱段爆炒。

（3）将猪瘦肉、紫菜、莲藕、黄精、芡实、山药、薏苡仁、炒姜片葱段、料酒、开水加入砂锅，再烧开后慢火炖煮30分钟。

（4）加入盐、白砂糖、胡椒粉，撒香菜末拌匀即可。口味咸鲜。

【功效】消除暑热，补脾除湿，养血除烦。

【食用方法】一人份，可在节气内常规食用。

【适用人群】暑热内蕴，脾虚怠倦者。

【膳食点评】小暑时节正值盛夏，雨水丰富，故湿热交加。此时天气炎热，黄精芡实猪肉汤中的紫菜性味咸寒，清热化痰、补肾养心，可以消除暑热，保持新陈代谢的平衡。猪肉具有补肾滋阴，养血润燥，益气消肿之功效。黄精可以补脾肺肾，气阴双补。小暑吃藕可以清热、养血、除烦，对改善血虚失眠等症有帮助。芡实甘、涩、平，可以补脾除湿，防止夏季湿热造成腹泻，且性质平和，为药食两用之佳品。山药健脾和胃益肺，薏苡仁可健脾祛湿。

小暑·食治

小暑虽不是一年中最炎热的时节，但是小暑以后天气会越来越热，湿度也大，细菌和真菌容易大量繁殖，人容易得传染性疾病。气温升高，人体消化酶分泌减少，肠胃动力下降，胃肠道疾病也高发。高温天气，出汗多，对体温调节能力弱的人来说，容易中暑。

1. 疰夏

疰夏是中医病名。小暑时节，自然界暑湿之气较重，暑为阳邪，暑性升散，扰神伤津耗气，暑多挟湿，暑湿之邪外侵，困阻脾胃，或暑热耗伤正气，导致脾失健运，引发本病。疰夏又被叫做苦夏，是夏季的常见病，在西医学中无相应的记载。

临床表现为夏季倦怠嗜卧、低热、纳差。一般夏季过后，病情可自行改善，部分患者可呈现出逢暑必发的周期性特点。疰夏亦为中暑的先兆，若进一步发展可致中暑。饮食原则应为健脾利湿，淡补、清补。

推荐代茶饮：西瓜翠衣茶

【材料准备】

食药物质：西瓜翠衣15克，鲜茅根6克，冰糖1克。

【制作方法】将上述材料加入沸水焖泡约20分钟。

【功效】防暑降温，利尿清热。

【用法】可反复冲泡至味淡，每日一剂。

【适用人群】因感暑热出现暑热烦渴、小便短赤等症者，尤其适于夏热伏暑季节饮用。

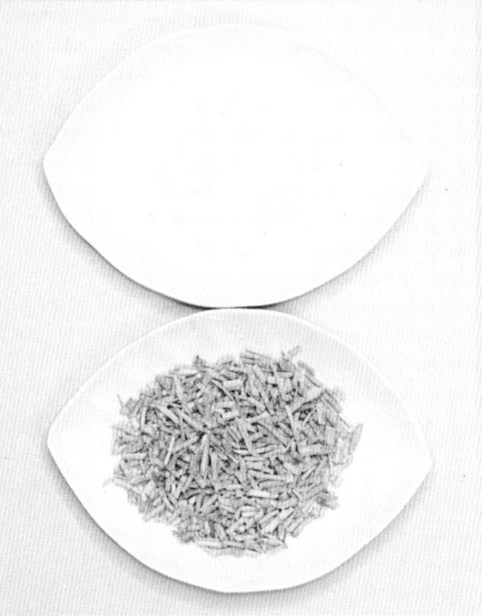

2. 痱子

在盛夏之际，气候炎热，暑气当令，侵袭体表，或冷水洗浴或淋受雨水，导致腠理开合失司，毛孔闭塞，引发本病。就是人们常说的热痱子，儿童多见。

临床表现为丘疹、丘疱疹或水疱，可以不痛不痒，也可以有瘙痒、轻度烧灼或刺痛感。治疗上以清热、解毒、利湿为主。

推荐代茶饮：清解利湿饮

【材料准备】

食药物质：金银花5克、炒薏苡仁15克、炒苍术5克、茯苓15克。

【制作方法】加入沸水焖泡约20分钟。

【功效】清热、解毒、利湿。

【用法】可反复冲泡至味淡，每日一剂。

【适用人群】皮肤起丘疹、丘疱疹，有瘙痒感者。

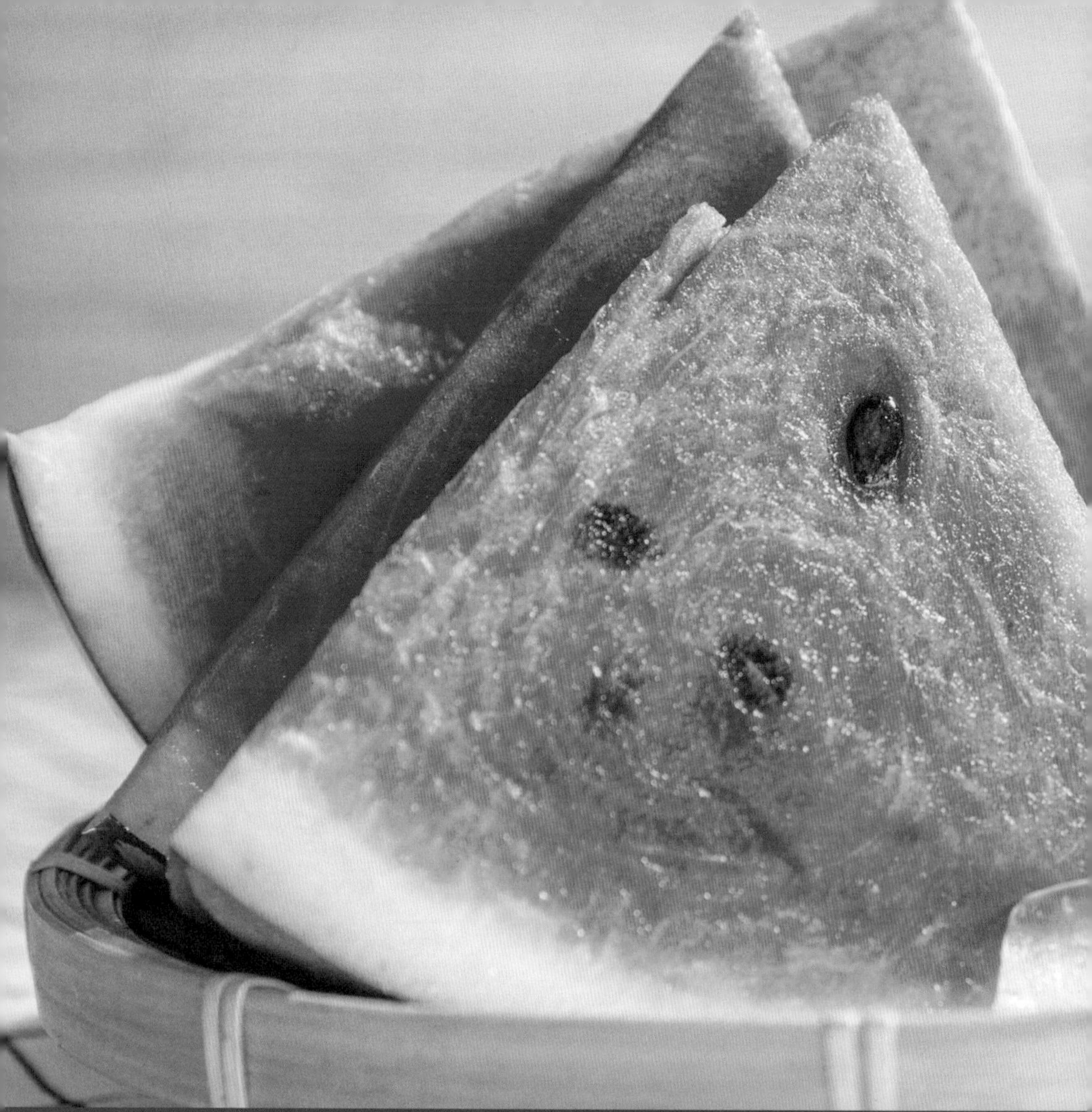

暑天无病三分虚，
大暑宜养心清火、健脾避湿，
注意防治感冒、心悸等病症。

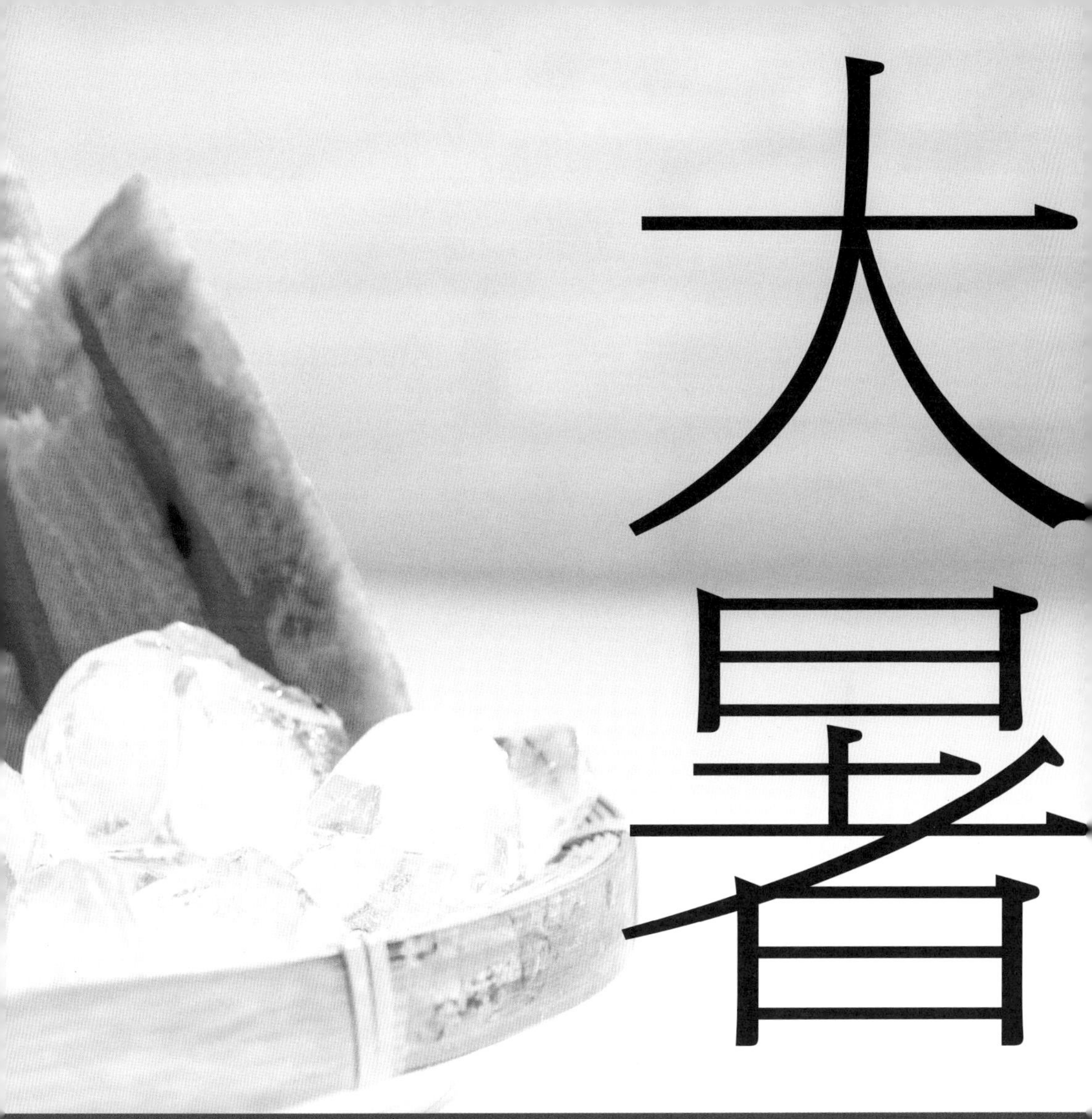

大暑

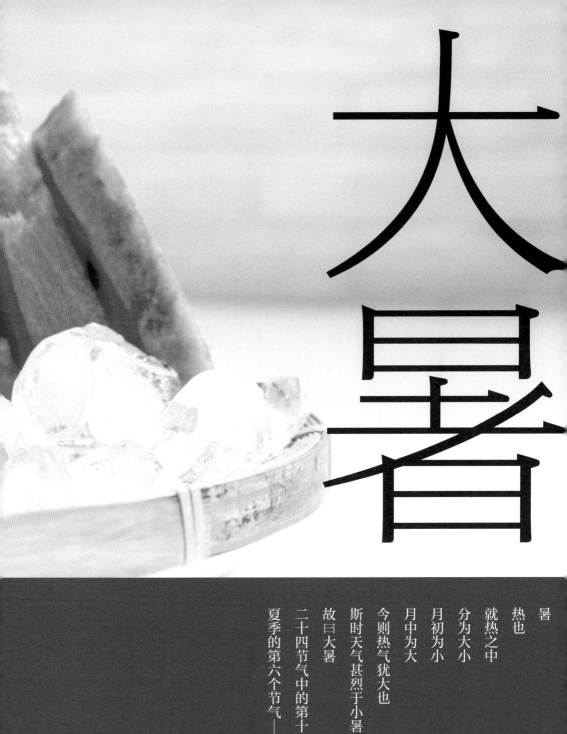

暑
热也
就热之中
分为大小
月初为小
月中为大
今则热气犹大也
斯时天气甚烈于小暑
故曰大暑
二十四节气中的第十二个节气
夏季的第六个节气——大暑

“小暑大暑，上蒸下煮”，大暑正值中伏前后，是一年中最热的节气，有的地区甚至会出现40℃的高温天气。大暑节气一般开始于每年的7月22日~24日。

大暑·三候

一候，腐草为萤丨轻罗小扇扑流萤，萤，是大暑迎接立秋的诗意之虫。曰丹良，曰丹鸟，曰夜光，曰宵烛，皆萤之别名。

二候，土润溽暑丨溽，湿也，土之气润，故蒸郁而为湿；暑，热是也。大暑时节，天气变得闷热，土地也很潮湿，天地犹如巨大的蒸笼。

三候，大雨时行丨前候湿暑之气蒸郁，今候则大雨时行，以退暑也。第三候是说时常有大的雷雨会出现，这大雨使暑湿减弱，天气开始向立秋过渡。

大暑·食养

大暑节气养生应“养心清火”与“健脾避湿”双管齐下。

养心清火

夏季属火，对应的脏腑为“心”，养心是夏季保健的一大关键点。又大暑节气是一年中最为炎热的时候，自然界高热的气温带来的“外火”与机体内阴阳平衡失调而易出现的“内火”并存，所以清火是养心的重要内容。因此，大暑节气部分地区有饮用清心茶的民俗，清心茶即用金银花、金莲花、百合花三种材料一起泡茶喝，可以起到清心火、清热解毒的养生作用。

随着气温的升高，大多数人会吃些冷饮降暑，部分人群在食用冷饮时需特别注意：①老年人。老年人因消化功能减退，若大量食用冷饮，可能会引起消化功能紊乱，诱发胃肠疾病。②糖尿病患者。冷饮一般含糖量较高，注意查看营养成分表，避免误食过多糖分，加重病情。③胃炎、十二指肠溃疡、胆囊炎等消化系统疾病患者。此类人群自身消化功能较差，过食冷饮更容易刺激胃肠黏膜，引起腹痛、泄泻，加重病情。④牙质敏感者。此类人群过食冷饮可能诱发牙痛。⑤肥胖患者。冷饮一般含糖量及热量较高，应避免除新鲜食物外的额外能量摄入。⑥高血压患者。应尽量避免刺激血管收缩，少食冷饮。⑦动脉粥样硬化患者。部分冷饮中含有反式脂肪酸，应注意查看营养成分表，避免误食。⑧咽喉炎、支气管哮喘患者。冷饮会刺激咽喉部，诱发咳嗽或可导致旧病复发。

健脾避湿

长夏属土，湿为长夏主气，易受湿热邪毒侵袭，会出现胃口不好、大便黏腻、腹泻呕吐、口舌生疮等症状，养生须注意健脾、避湿，避开生冷食物。晒伏姜，是古人三伏天进行食养的一个活动，即趁着三伏天时把搅拌一起的生姜片、红糖，装入容器中，蒙上纱布，于太阳下晾晒，充分融合后食用，利用“冬病夏治”的原理，对老寒胃、伤风咳嗽等有食养作用，对一般人来说也可以健脾、暖胃、驱寒、祛湿。

推荐膳食：茅槐茄子萝卜丝

【材料准备】

主要食材：白萝卜100克，紫皮茄子50克，食用油、盐、米醋、酱油、料酒、味精、白砂糖、花椒、香菜、蒜末等适量。

食药物质：白茅根10克，槐花5克，鲜玉竹5克，莲子5克，蜂蜜8克。

【制作方法】

（1）茄子削皮洗净，切丝，撒上少许盐腌10分钟后，清水洗过，捞出放锅内和莲子一起蒸熟，取出晾凉。

（2）白茅根去皮，洗净，切丝。

（3）加食用油热锅，放入白茅根丝、槐花和玉竹略炒，加入酱油、料酒、白砂糖炒熟备用。

（4）热锅加食用油，下花椒炸出香味后，连油一同倒入小碗内备用。

（5）香菜择洗干净，切小段。

（6）白萝卜洗干净，去皮，切成细丝，加入蜂蜜搅拌。

（7）加入酱油、白砂糖、米醋、盐、味精、蒜末，调成汁，浇在茄丝上。

（8）将茄丝与白茅根丝、白萝卜丝混合拌匀后，撒香菜、淋花椒油即可。口味甜酸。

【功效】清热凉血，明目利尿。

【食用方法】一人份，可在节气内常规食用。

【适用人群】热邪炽盛，风毒上扰者。

【膳食点评】大暑节气正值“三伏天”里的“中伏”前后，是一年中最热的时期，气温最高。大暑时节食用茅槐茄子萝卜丝味甘而不滋腻，性寒而不碍胃，利湿而不伤阴，作用平缓。其中白茅根有助于清热、凉血、利尿，并对夏季热病烦渴、胃热呕逆有显著预防作用。萝卜丝可以补脾养胃，茄子可以清热通窍、消肿利尿、健脾和胃。槐花清肝、明目、凉血，可以防治夏季肝经热盛的头痛、头晕、目赤，还可以预防高血压。玉竹清心养阴，生津止渴。莲子补益脾胃，益肾涩精，养心安神。

大暑·食治

大暑时节，是自然界暑、湿之气较重的时期，此时天气炎热、潮湿，人们喜欢纳凉和饮冷，使体内的暑湿为风寒所遏，疏泄受阻，因而感冒易发。“汗为心之液”，心主血脉，血汗同源，夏天天气炎热，长期大量出汗，易耗伤心血，诱发心悸。

1. 感冒

夏天天气炎热，机体为调节体温平衡，毛孔时常打开，出汗以散热，此时机体易受暑湿之邪侵袭，引发暑湿伤表型感冒。

饮食宜清淡，建议多用蒸、煮、炖、煲汤的烹饪方式，选择稀软熟烂好消化的食物，如白米粥、玉米粥、米汤、烂面、馄饨皮、藕粉、蛋汤等，减轻脾胃负担。感冒者应注意以下几点：①感冒者经常发热出汗，体内失去水分。大量饮用水可以增进血液循环，加快体内代谢废物的排泄，及时散发体温，同时有利于保持呼吸道湿润。②多吃水果、蔬菜。蔬菜、水果可促进食欲，帮助消化，补充大量人体所需的维生素和各种微量元素，补充感冒食欲不振造成的能量等供给不足。暑湿感冒，应该多吃苦瓜、西瓜、冬瓜、甜瓜、黄瓜等。③暑湿感冒者除忌肥腻食物外，还应忌过咸食物，如火腿、腌肉、咸菜、咸鱼等，因过咸可凝湿生痰，刺激气管引起咳嗽加剧，不利于感冒康复。还应避免饮酒和浓茶。

推荐药膳：清络饮

【材料准备】

主要食材：西瓜翠衣12克，丝瓜皮12克。

食药物质：金银花6克，荷叶6克，竹叶6克。

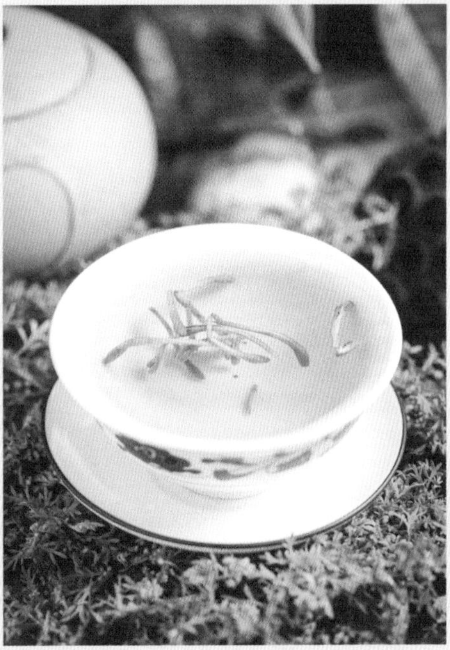

【制作方法】上述材料放入锅中，加清水，大火烧开后改用小火熬煮约15分钟，去渣取汁饮用。

【功效】清暑化湿解表。

【食用方法】一人份，每日1次，3天为1疗程。

【适用人群】适用于暑湿伤表导致的感冒者。临床表现为身热，微恶风，肢体酸痛，头昏，咳嗽痰黏，鼻流浊涕，心烦口渴，泛恶等症状，舌苔薄黄而腻，脉濡数。

2. 心悸

长期大量出汗，导致心之气血不足，心失滋养，引发心悸心血不足证。心悸是指患者自觉心中悸动，惊惕不安，甚则不能自主的一种病症。临床表现为心悸气短、头晕目眩、失眠健忘、倦怠乏力、食少等症状，治疗上应补血养心，益气安神。

心悸与环境、心理等很多因素都相关，平时剧烈运动、熬夜、失眠，喝了过多过浓的茶或咖啡，大量吸烟摄入过多的尼古丁，劳累、情绪激动、压力过大，焦虑、恐慌都可能会引起心悸。另外，一些明确的疾病也可以引起心悸，包括感染、贫血、心脏瓣膜病、甲状腺功能亢进等。

此类人群饮食应有节制，平素饮食忌过饱、过饥，戒烟酒、黑咖啡、浓茶。多吃一些新鲜的蔬菜水果，以时令蔬菜和当季水果为主，鲜果蔬含有丰富的维生素、矿物质和对人体有益的植物化学物，能改善心脏功能。蔬果富含膳食纤维，有助于体内食物的消化吸收，使血液流通更加顺畅和快速，可以帮助缓解心悸的发生。忌食过于刺激性的食物，如炸串、烤肉等，此类食物容易上火，耗伤人体的心阴，导致阴血不足，加重心悸的症状。忌食过于肥甘油腻性的食物。肥甘油腻性的食物容易生痰生湿，水湿的停留、痰浊的阻滞，容易加重心脉瘀阻，导致心失所养，心悸症状加重。忌过食生冷性的食物，如冰激凌、冰镇饮料等，容易耗伤人体阳气，加重心阳虚的症状。

推荐药膳：玉灵膏

【材料准备】

食药物质：龙眼肉（干桂圆）250g，西洋参15g，白砂糖少许。

【制作方法】将龙眼肉捣烂如泥，西洋参研末，二物连同白砂糖一并拌匀，放密封的瓷器内，置锅中，用文火蒸2小时，即成。

【功效】补血养心，益肺生津。

【食用方法】每日早晚各1次，每次取1匙，开水化开服用。

【适用人群】适用于心悸健忘、失眠多梦、虚劳羸瘦、头晕神疲、津少口干等症人群食用。痰火内盛或湿热蕴阻者不宜食用，孕妇慎服。

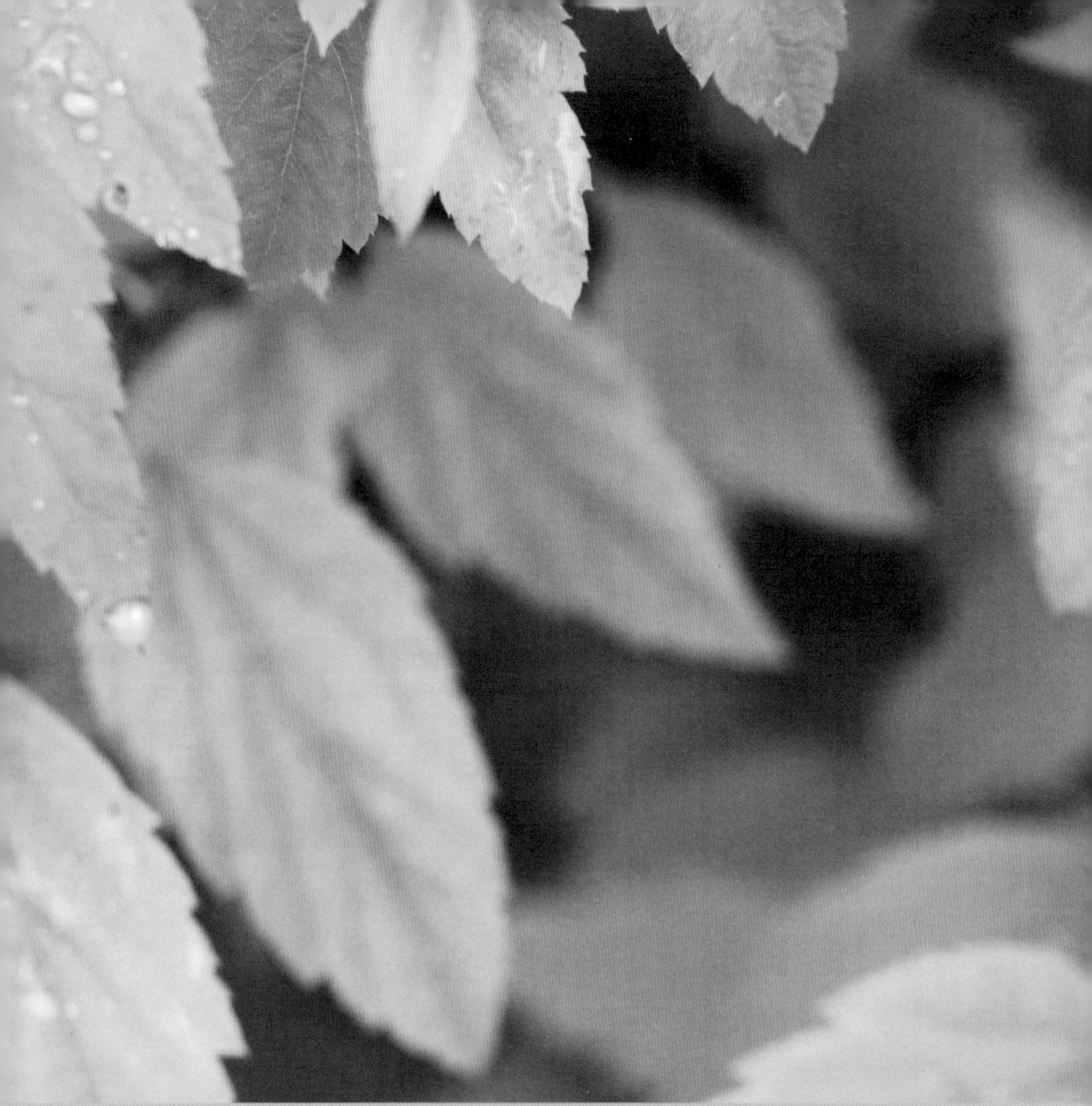

立秋之日凉风至，
滋阴润肺调脾胃，
注意防治过敏性鼻炎、便秘等病症。

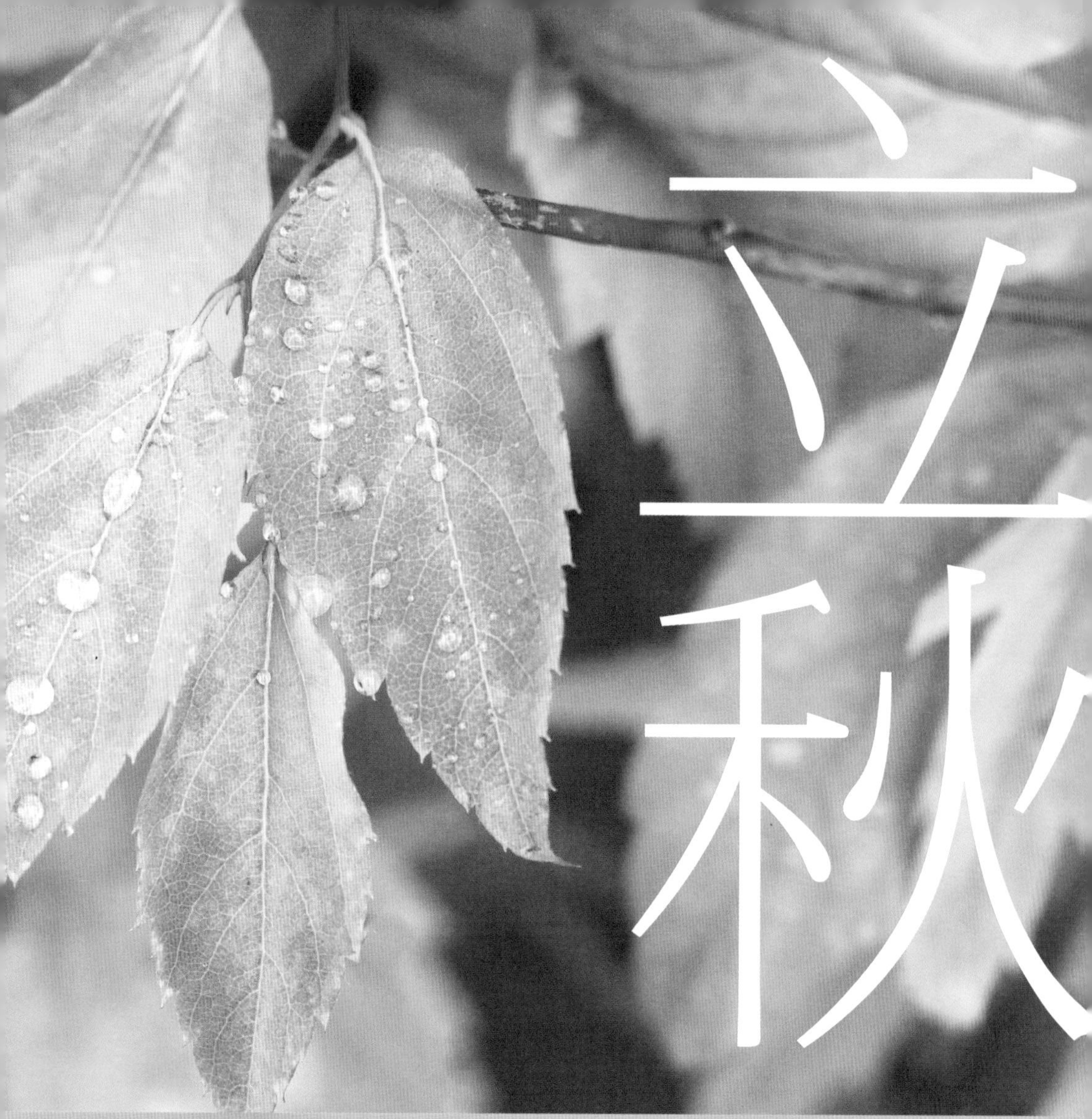

秋

揪也

物于此而揪秋也

二十四节气中的第十三个节气

秋季的第一个节气——立秋

秋天从立秋开始，历经处暑、白露、秋分、寒露、霜降六个节气，“立秋之日凉风至”，立秋节气是季节气候的转变环节。一般开始于每年的8月7日~9日。

立秋·三候

一候，凉风至丨凄冷之风曰凉风，温变而凉气始肃也。刮风时人们会感觉到凉爽，形容此时的风已不同于暑天的热风。

二候，白露降丨白天日照仍很强烈，夜晚的凉风刮来形成一定的昼夜温差，空气中的水蒸气在清晨室外植物上凝结成了一颗颗晶莹的露珠，故曰白露降。

三候，寒蝉鸣丨秋天感阴而鸣的寒蝉又名寒螿、寒蜩，是一种头胸绿色、尺寸较小的蝉，“知了、知了”的叫个不停。《立秋》诗曰：“一叶梧桐一报秋，稻花田里话丰收。虽非盛夏还伏虎，更有寒蝉唱不休。”

立秋·食养

立秋的气候特点是由热转凉，也是阳气渐收，阴气渐长，由阳盛逐渐转变为阴盛的时期，同时受自然界影响，人体阴阳代谢也呈现阳消阴长的趋势。因此对于一般人群来说，秋季养生凡精神情志、饮食起居、运动锻炼，皆以“养收”为原则。

《黄帝内经·素问·四气调神大论》曰：“使志安宁，以缓秋刑，收敛神气，使秋气平，无外其志，使肺气清，此秋气之应，此养收之道也。”秋季肃杀，万物收敛，故称“秋刑”，使神志安宁平静，以避秋季肃杀之气。此时应顺应自然，把神气收回，减少思虑、欲念，变肃杀之气为平和之气，这就是秋季养生原则。

宜滋阴润肺

《饮膳正要》说：“秋气燥，宜食麻以润其燥，禁寒饮。”秋燥根据气候特点及症状又有“温燥”“凉燥”之分，此时多为“温燥”。燥气当令，易伤津液，故饮食应以滋阴润肺为宜。例如，可在立秋节气食生地粥，以滋阴润燥。

另立秋时节，肝心少气，肺脏独旺，此时饮食上宜增酸减辛，助气补筋，以养脾胃。少吃姜、葱、辣椒等辛味食物，多食酸、甘味食物，可适当食用芝麻、糯米、粳米、蜂蜜、枇杷、菠萝、乳品等柔润食物，以益胃生津。

宜调脾暖胃

中医认为“培土（脾）可以生金（肺）”，调理脾胃可以达到补肺的目的，所以，入秋后脾胃调理也显得重要。脾虚的人常常食欲不振、肢体倦怠、面色萎黄，或有嗳气、口臭、大便稀黏等表现，所以除了戒烟禁酒、饮食规律、少吃多餐外，可适当吃点健脾化湿的中药，以促进脾胃功能的恢复，如党参、白术、茯苓、芡实、山药等。

勿贪凉

立秋后的天气特点将逐渐呈现出早晚较凉、中午暴晒的特征，昼夜温差将逐渐加大。正所谓“立秋早晚凉，中午汗湿裳”。此时若还是像暑天那样大快朵颐、贪凉食，是极易伤脾胃的。

我国素有“咬秋”的习俗，就是在立秋那天一定要吃西瓜，消除初秋之邪、润养五脏。吃完这个西瓜以后，便不再继续生食大量瓜类，民谚说“秋瓜坏肚”，就是指瓜类包括西瓜本身性凉，立秋后应少吃，否则容易引起胃肠道疾病。

推荐节气膳食：乌芡橄榄蒸扣肉

【材料准备】

主要食材：猪五花肉50克，橄榄5克，糯米20克，油菜心3棵，小干贝2粒，葱、姜、卤水汁、葱油、水淀粉、老抽、料酒、白砂糖等适量。

食药物质：乌梅3克，芡实5克，山药（鲜）6克，大枣6克。

【制作方法】

（1）五花肉入冷水，加葱、姜、料酒煮至硬身，捞出备用。

（2）水烧开加入卤水汁，下五花肉小火煮1小时，捞出，改刀成四方小块，把五花肉切成连刀片，码回方形待用。

（3）乌梅肉洗净，山药蒸熟切片，大枣去核切粒，与芡实、橄榄、糯米、干贝一起放盆中，下卤水汁、老抽拌匀，封上保鲜膜。

（4）把准备好的扣肉上蒸箱蒸60～70分钟后取出，撕掉保鲜膜，扣入盘中。

（5）将清水、卤水汁、老抽倒入炒锅内，加白砂糖调味，用水淀粉勾芡，最后淋葱油，浇在扣肉上。油菜心清炒，围在扣肉旁边即可。

【功效】补益气血，健脾收涩。

【食用方法】一人份，可在节气内常规食用。

【适用人群】气血亏虚，脾虚多汗者。

【膳食点评】乌芡橄榄蒸扣肉，其中乌梅、橄榄味酸收敛，芡实健脾收涩，可以抵消肥肉的滋腻，乌梅、橄榄又可以防止秋咳。由于人们在夏季常常因为苦夏或过食冷饮导致脾胃功能减弱，可用山药健脾益气，消渴生津。大枣补气养血，利于消化秋膘而不伤身。

立秋·食治

“肺应秋”，肺开窍于鼻，合于皮毛，主宣发卫气，与秋季通应。立秋后早晚开始有凉意，过敏性鼻炎易复发。肺与大肠相表里，肺气失宣，便秘、腹泻等消化系统疾病也会随之而来。

1. 过敏性鼻炎

中医又称鼻鼽，以突然和反复发作的鼻痒、喷嚏、流清涕、鼻塞等为特征的一种常见、多发性鼻病。鼻鼽多由肺气虚，卫表不固，风寒乘虚侵入而引起。立秋节气后，早晚温差较大，治疗以补肺祛风散寒为主，并配合针灸治疗。

饮食应少吃辛辣食物，多吃养阴润肺的食物，如梨、萝卜等，起到润肺通达作用。禁食致敏食物，不仅应禁食该种食物，亦应禁食含有该食物成分的一切食品，如对牛奶过敏者不仅应禁食牛奶，亦应禁食奶制品如含奶的糕点、糖果等。口服益生菌调节肠道菌群可以改善临床症状。

推荐代茶饮：疏风通窍茶

【材料准备】

食药物质：黄芪10克、辛夷3克、防风3克、白芷3克、石菖蒲3克、苍术6克。

【制作方法】将上述材料加入沸水焖泡约20分钟。

【功效】益气疏风，化湿通窍。

【用法】可反复冲泡至味淡，每日一剂。

【适用人群】肺气不足，风邪侵袭引起的发作性鼻痒、喷嚏、流清涕、鼻塞等表现之人群。

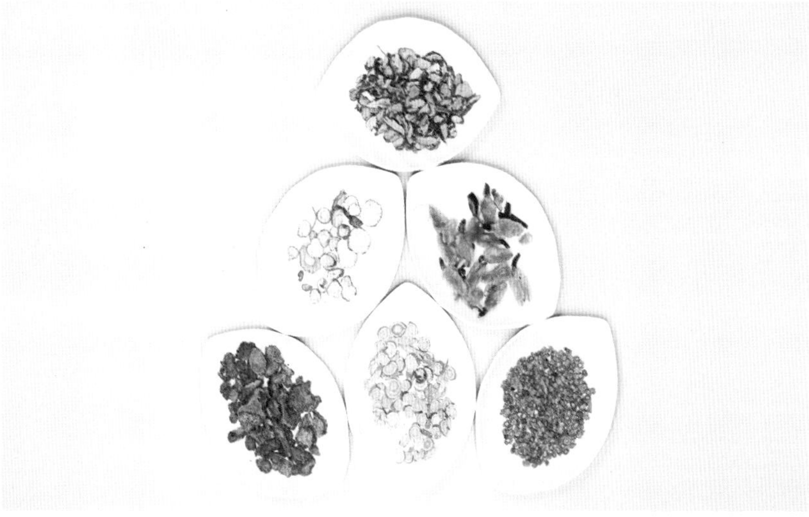

2. 便秘

指粪便在肠内滞留过久，秘结不通，排便周期延长；或周期不长，但黄质干结，排出艰难；或粪质不硬，虽有便意，但便而不畅的病症。便秘的辨证应分清虚实，立秋之后天气趋于干燥，便秘以阴液不足为主。肺与大肠相表里，治疗以滋阴润肺、增液濡润为主。

饮食方面，可以每日清晨空腹饮温凉水或蜂蜜水，全天饮水1200毫升左右。增加富含膳食纤维的食物，如菠菜、苋菜、胡萝卜、燕麦片、梨、香蕉、葡萄、粗粮、各种杂豆等。易于产气的食物如洋葱、萝卜、蒜苗等可促进肠蠕动加快。可适量吃富含脂肪的食品，如麻油、豆油、胡桃等。酌量摄食奶油制品，每日饮用含有益生菌的酸奶能改善肠道菌群，缓解便秘。此外，运动也可改善便秘，快步行走和慢跑、腹式呼吸、腹部自我按摩都可促进肠道蠕动。禁忌饮酒，少喝或不喝浓茶、浓咖啡等刺激性饮料。香辛调料如芥末、胡椒、辣椒、生姜等亦有刺激性，不宜多用。

推荐药膳：山药玉竹粥

【材料准备】

主要食材：粳米50克。

食药物质：山药15克，玉竹6克，蜂蜜适量。

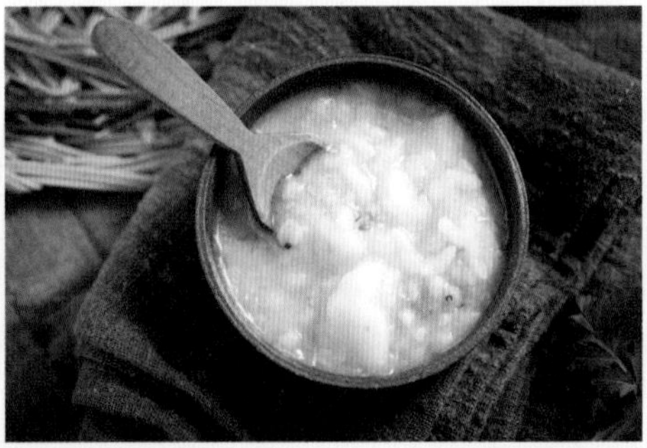

【制作方法】上述材料一同熬煮成粥，加入蜂蜜，搅拌均匀即可。

【功效】滋阴润肠通便。

【食用方法】一人份，可在节气内常规食用。

【适用人群】阴虚便秘者。主要证候为大便干结，如羊屎状，消瘦，头晕耳鸣，两颧红赤，心烦少眠，潮热盗汗，腰膝酸软，舌红少苔，脉细数。

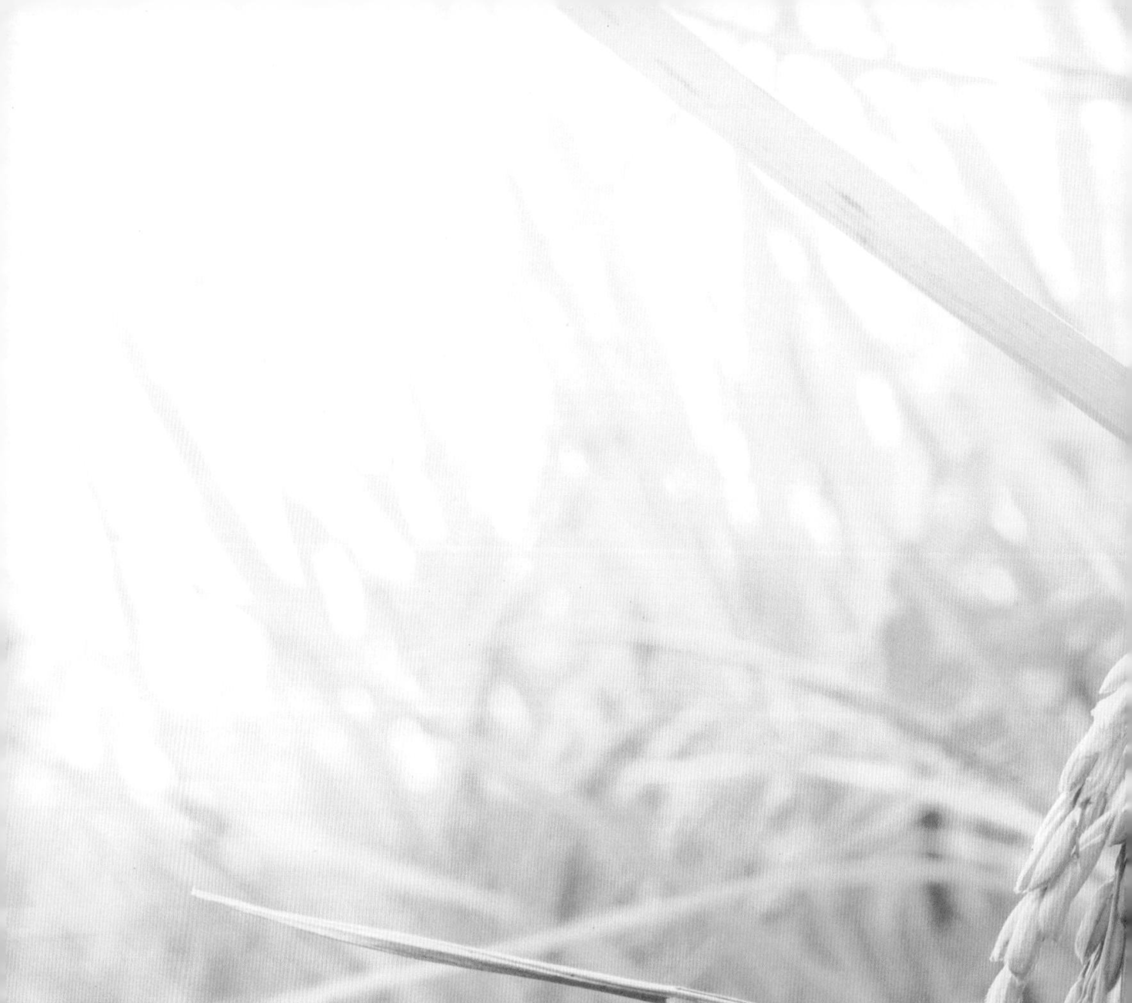

处暑气温变化快，
养生防病不懈怠，
宜滋阴清热安神，
注意防治荨麻疹、腹痛等病症。

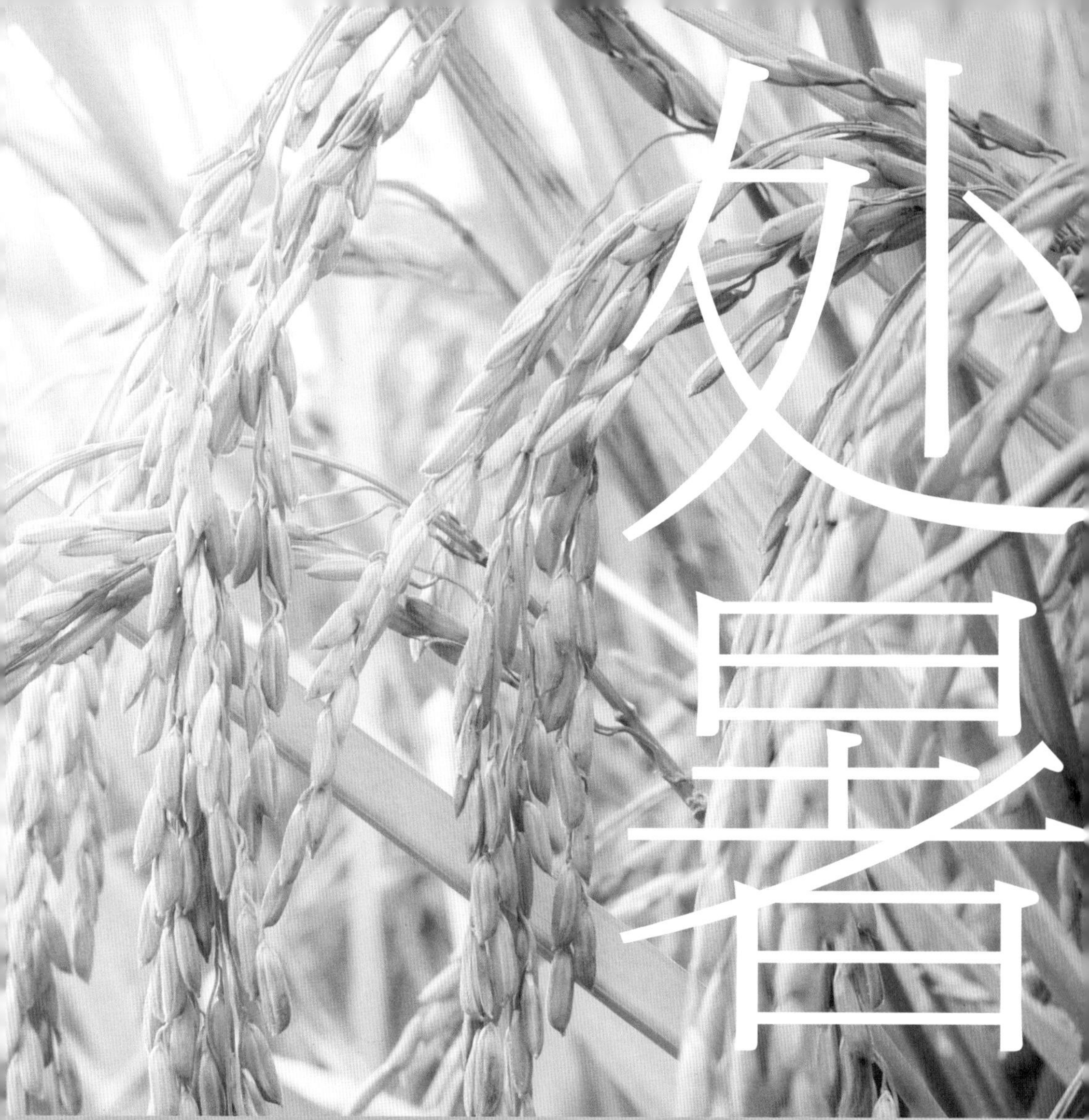

处暑

处
去也
暑气至此而止矣
又有
斗指戊为处暑
暑将退
伏而潜处
故名也
二十四节气中的第十四个节气
秋季的第二个节气——处暑

处暑，是暑气结束的时节。昼热夜凉的气候，对人体阳气的收敛形成了良好的条件。一般开始于每年的8月22~8月24日。

处暑·三候

一候，鹰乃祭鸟 | 指此时的大地，五谷丰登，可供鹰捕食的鸟类等动物数量很多。鹰把捕到的猎物摆放在地上慢慢享用，如同陈列祭祀。鹰是猛禽，此季捕食，也是为了“贴秋膘”，为秋冬准备。

二候，天地始肃 | 指此时暑气已止，自然界一派肃杀景象。古时有“秋决”的说法，即是为了顺应天地的肃杀之气而行刑。《吕氏春秋》上说：“天地始肃不可以赢。”

三候，禾乃登 | 指此时黍、稷、稻、粱类农作物已经成熟。“禾”指的是黍、稷、稻、粱类农作物的总称。“登”即成熟的意思，指这个时期植物已经进入成熟结果阶段。

处暑·食养

处暑既不同于小暑、大暑，也不同于小寒、大寒节气，它是代表气温由炎热向寒冷过渡的节气，处暑之后的作物需要大量补水。此时天人一理，人也需要应处暑“争秋夺暑”的节气特点找到适宜的食养方法。

秋风起，胃口开，忌盲目抢秋膘

立秋以后，人体气血逐渐收敛，表现为呼吸、心跳慢一些，新陈代谢减缓，此时若大快朵颐，易伤食伤脾。清·陈当务《证治要义》有“欲养其脾，先调五味，不可太饱，又不可太饥”的描述。《黄帝内经》曰：“忧思抑郁则伤脾。此脏喜燥恶湿，喜温恶寒。凡起居动作、一切不洁之食及焦虑困苦之事，皆不可犯，则脾气养矣。”此时应清淡饮食，合理营养，少食辛辣烧烤之品。

滋阴润燥，以防燥邪入侵，出现皮肤干燥等症

处暑节气，热气减退，寒气渐至，空气清劲肃杀，秋燥弥漫，有

"一场秋雨一场凉"之说。此时食养重点是预防"秋燥"。食养不当极易出现以下症状：①皮肤干裂起皮。应秋季的阳气潜降特点，人体气血津液内收内敛，体表气血津液不足，若缺少津液滋润皮肤，则容易出现皮肤干裂起皮的症状。②秋燥咳嗽。秋气与肺相通应，肺阴不足之人容易肺失宣降而发病，表现为咳嗽少痰，痰少而黏难咯，甚则痰中带血。③痔疮发病。肺与大肠相表里，痔是人体直肠末端黏膜下和肛管皮肤下静脉丛发生扩张和屈曲所形成的柔软静脉团，秋季干燥少津，容易导致痔疮发病。

除上诉症状以外，鼻腔干燥、口燥咽干等症状均是在提示需要注意滋阴润燥，预防燥邪入侵，宜多吃新鲜蔬菜、水果，如黄瓜、西红柿、冬瓜、百合、梨等。

秋意渐浓，注意调畅情志，清热安神

再过一周就进入9月份了，秋意越来越明显，树也开始落叶了，大自然逐渐出现一片肃杀的景象。此时人们容易产生悲伤的情绪，当人体阴液不足，心肾阴虚之时，容易出现失眠（不寐）症。在饮食上也可以注意多搭配一些清热安神之品，如银耳、百合、莲子、蜂蜜、黄鱼、干贝、海带、海蜇、芹菜、菠菜等，配合运动、中医进行养生。

推荐节气膳食：玉竹杏仁煲老鸭

【材料准备】

主要食材：鲜老鸭肉50克，猪小排25克，火腿、生姜、小葱、胡椒粒、盐、花雕酒适量。

食药物质：玉竹3克，杏仁（甜）3克，百合3克，白果3克。

【制作方法】

（1）将玉竹、杏仁、百合淘洗净，用清水泡30分钟沥干备用。白果剥去外壳，用清水小火煮1小时，去掉白果上的薄衣备用。姜去

皮切片。小葱打葱结备用。

（2）老鸭肉洗净，剁成大块，清水洗净，放入冷水锅，加花雕酒，大火，水开后撇去浮沫，然后取出用开水洗干净，沥水入炖盅。

（3）小排切小块，飞水后用开水洗干净，放入老鸭炖盅。

（4）老鸭炖盅放入玉竹、杏仁、百合、白果、火腿、姜片、胡椒粒，加入花雕酒，倒入开水，放盐调味，放上葱结，盖上盖子，小火蒸炖3小时取出，挑出葱姜即可。

【功效】润肺健脾，养阴止咳。

【适用人群】口干舌燥，皮肤起屑脱皮，鼻塞咳逆者。

【食用方法】一人份，可在节气内常规食用。

【膳食点评】处暑时节是气温由热转凉的交替时期，随着处暑节气的来临，雨量会逐渐减少，燥气开始生成，所以应注意秋燥，饮食应遵循润肺健脾的原则。用杏仁、玉竹，共同达到润肺止咳、滋补养身的功效。玉竹杏仁煲老鸭中，鸭味甘性凉，同时用玉竹养阴润燥，杏仁降肺气，百合润肺止咳，白果敛肺定喘，共同预防秋咳。用生姜可以解杏仁毒性。

处暑·食治

处暑节气，气温下降明显，昼夜温差加大，人们往往对夏秋之交的冷热变化不很适应，容易引发荨麻疹、呼吸道疾病、肠胃炎疾病等。

1. 瘾疹

瘾疹有“鬼风疙瘩”“风疹块”“赤白游风”等俗称。西医又称“荨麻疹”，发作时以皮肤瘙痒、发无定处，搔抓后即出现隆起、形态大小不等的水肿性风团，骤起骤退为主要临床表现。

天气逐渐转凉，气候干燥，但夏季的湿浊之气仍然蕴着体内，人体极易感受风寒、湿浊之邪导致荨麻疹发作。外发腠理，开毫毛，淫气妄行之，则为痒也，所以有风疹瘙痒。慢性瘾疹在治疗方面除了疏风解表，还应重视健脾益气固表。

瘾疹的发病与饮食有一定的关系，某些食物可能是诱因。根据每个人的体质不同，任何食物都有引发过敏反应的可能，但各种食物的致敏性是不同的，引发食物过敏的频率也是不同的，大多数食物过敏是由牛奶、鸡蛋、鱼、贝壳类海产品、花生、小麦、坚果和大豆类食品引起的。

推荐代茶饮：荆防止痒茶

【材料准备】

食药物质：防风3克、苍术6克、黄芪6克、荆芥3克、乌梅3克。

【制作方法】将上述材料加入沸水焖泡约20分钟。

【功效】健脾益气，疏风解表。

【用法】可反复冲泡至味淡，每日一剂。

【适用人群】气虚感受风邪引起的皮肤瘙痒、风团，发无定处为主要临床表现之人群。

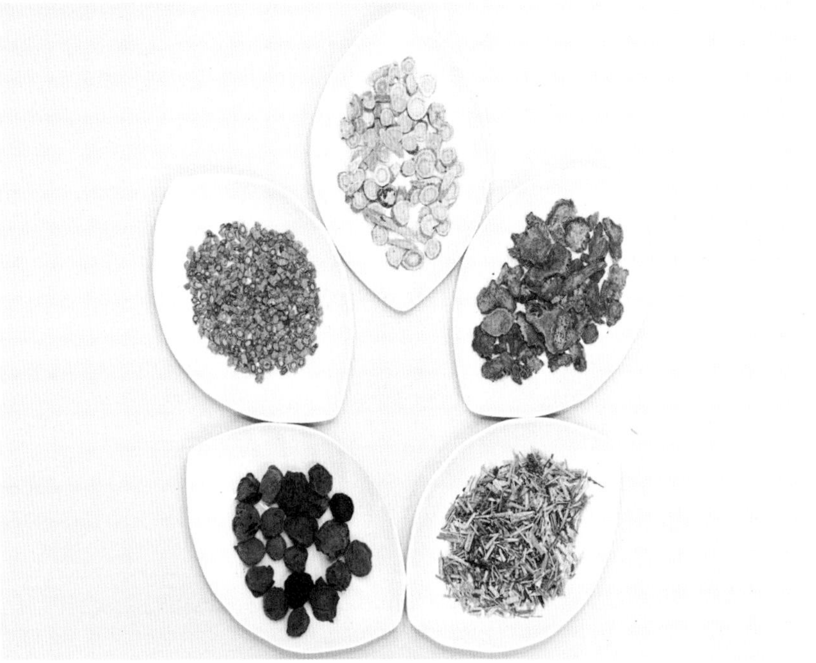

2. 腹痛

腹痛是指胃脘以下、耻骨毛际以上部位发生疼痛为主症的病症。内科腹痛常见于西医的肠易激综合征、消化不良、胃肠痉挛等主要表现。处暑时，暑气就要散了，是气候变凉的象征，秋风骚动使脾胃受凉，引发腹痛、腹泻；或饮食不洁，过食肥甘，造成湿热内蕴，亦可出现腹痛、腹泻。

发生腹痛、腹泻时，饮食控制包括限制高纤维饮食和避免刺激性因素，普通纯牛奶、咖啡、浓茶及全谷物产品都被认为是不利于康复的。

推荐药膳：马齿苋粥

【材料准备】

主要食材：粳米50克，马齿苋100克。

【制作方法】上述材料一同熬煮成粥，不加盐、醋，空腹淡食。

【功效】清热利湿止泻。

【食用方法】一人份，3天为一周期。

【适用人群】湿热伤中，腹痛泄泻者。主要证候为腹痛泄泻，泻下急迫，或泄而不爽，粪色黄褐，肛门灼热，烦热口渴，小便短黄，舌质红，苔黄腻，脉滑数。

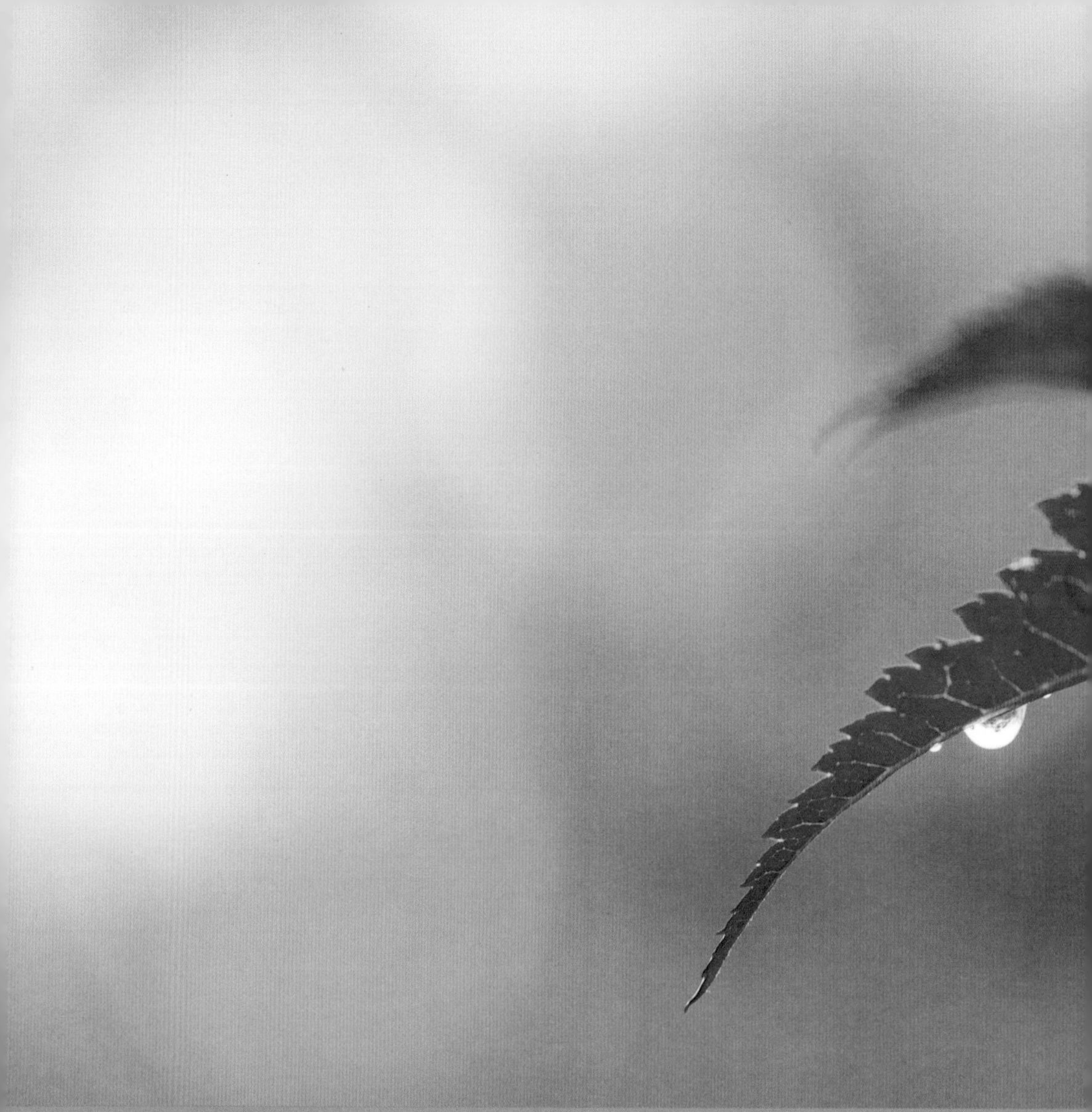

白露降凉风至，
健脾润燥是关键，
注意防治支气管哮喘、风寒感冒等病症。

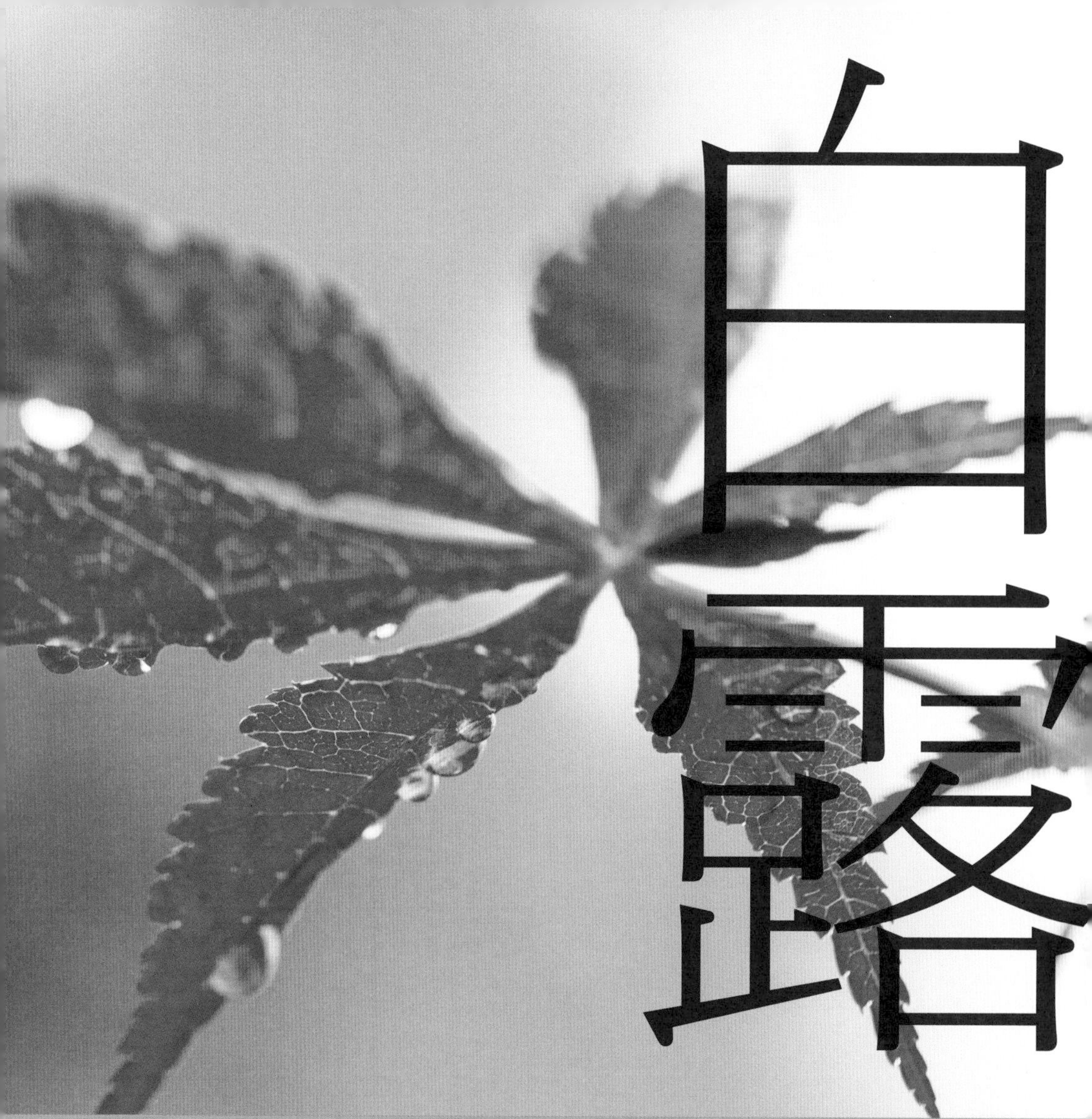

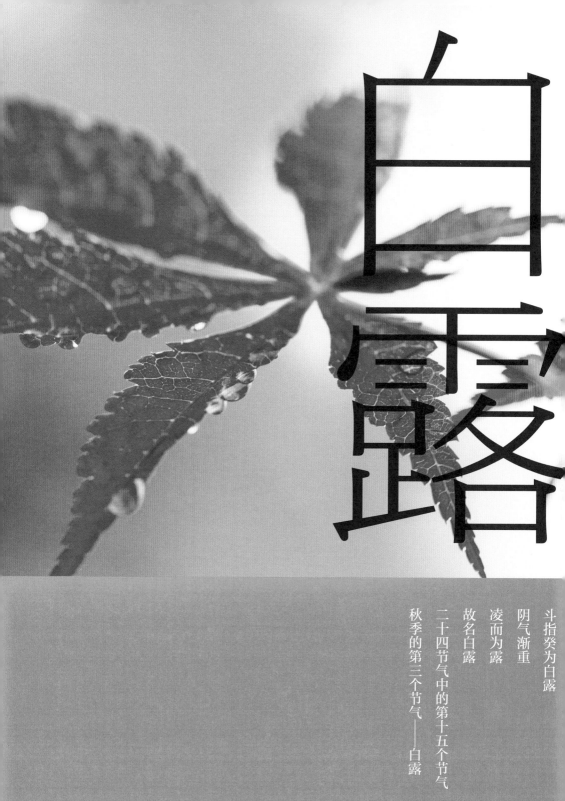

白露

斗指癸为白露
阴气渐重
凌而为露
故名白露
二十四节气中的第十五个节气
秋季的第三个节气——白露

白露时节，是天气转凉的象征节气，从这一天起，露水一天比一天凝重成露而名。古有："白露秋分夜，一夜凉一夜。"白露节气一般开始于每年的9月7日~9日。

白露·三候

一候，鸿雁来丨鸿为大，雁为小，农历八月自北而南来避寒。

二候，玄鸟归丨玄鸟既是燕子。燕子春分时从北方飞来，秋分将至，凉风习习，露重枝湿，它们就该飞走了。燕乃北方之鸟，故曰归。

三候，群鸟养羞丨羞，通"馐"，就是美食。例如，将早餐称为"晨羞"，是种雅称。故，"养羞"是指诸鸟感知到秋天的肃杀之气，纷纷储食以备冬，如藏珍馔。

白露·食养

《素问·宝命全形论》有："人以天地之气生，四时之法成。"阐述了人与天地之间存在着统一的本原和属性，天地有春、夏、秋、冬四时之序，生风、热、暑、湿、燥、寒六气，万物遵循生长化收藏的演变，人的生命具有生、长、壮、老、已的规律，机体的生命活动受到自然界的规定和影响。

白露节气，处于天地之气阴阳交换之节段点，天气波动较大，白昼阳光尚热，然太阳一归山，气温便很快下降，昼夜温差可达十多度，可以说白露是整个一年中昼夜温差最大的节气。因人法天地之则，人体腠理亦时疏时密，生理功能处于正气内敛、失于固外的状态。这个时节的饮食应当以健脾润燥为主，宜吃性平味甘或甘温之物，宜吃营养丰富、容易消化的平补食品。

易过敏体质应慎食鱼虾海鲜

海鲜大都性凉，白露后温度又较低，不适宜多吃，又海鲜中含有过量的组织胺，会造成人身体不适，少数人因天生缺少分解组织胺的酵素，吃了现捞的新鲜鱼或海鲜，会引起过敏。饮食宜以清淡、易消化且富含维生素的食物为主。

“一年之内，秋不食姜；一日之内，夜不食姜。”

生姜含挥发油，可加速血液循环。同时含有姜辣素，具有刺激胃液分泌、兴奋肠道、促使消化的功能。生姜还含有姜酚，可减少胆结石的发生。日常用少量姜等辛味品作调味，对于机体是有一定收益的。但在秋季过多食用生姜容易伤肺，加剧人体失水、干燥，应该引起注意。不仅是生姜，其他辛辣食品在秋季也应该降低食用频次及用量。

中秋人团圆，月饼进食有讲究

中秋节一般在白露节气，按传统习俗，中秋佳节时，家人团聚、赏月、品尝月饼是一件饶有趣味的事情。但是月饼一般具有难消化、高热量、油脂及糖分含量高的特点，因此一般健康人也不建议过多食用，于佳节品尝一至两块月饼，浅尝即止就好。对于患有糖尿病、高脂血症等心脑血管疾病的人群更需注意。①糖尿病患者。为防止血糖急剧升高，尽量选择无糖月饼，且无糖月饼也不可多食。②高脂血症、高血压、冠心病患者。过食月饼会增加血液黏稠度，使血流减慢、血压升高，严重的会引起心肌缺血，甚会诱发心肌梗死。③超重及肥胖患者。月饼属于典型的高热量食品，尽量少食或不食。④老年人。月饼属于厚腻难消化食物，老年人应避免一次食用过多，增加消化负担。⑤久病初愈者。身体康复初期消化功能较弱，应避免过食油腻。⑥胆囊炎患者。过食月饼会引起胆汁排出障碍，加重病情。⑦胃、十二指肠溃疡患者。过食月饼可促使胃酸大量分泌，加重对溃疡面的刺激，严重的有诱发消化道出血的风险。

推荐膳食：枣仁百合烧乌鸡

【材料准备】

主要食材：乌鸡肉100克，葱段、姜片适量，食用油、料酒、酱油、陈醋、白砂糖等调味品适量。

食药物质：酸枣仁（炙）10克，百合（鲜）10克，铁棍山药20克。

【制作方法】

（1）乌鸡肉洗净，剁成小块，下开水锅飞水取出用开水洗净。铁棍山药洗干净上蒸箱蒸5分钟，去皮，切小滚刀块备用。

（2）炒锅上火下底油烧热，下葱段、姜片、乌鸡煸炒，烹料酒，下陈醋、酱油、白砂糖，大火翻炒出香味，加入清水、酸枣仁、山药，中火烧20分钟，下百合，开大火收汁，下蒜片，淋明油出锅。

【功效】润肺健脾，养心安神。

【食用方法】一人份，可在节气内常规食用。

【适用人群】体弱神疲，食少腹胀，气短乏力，头身困重，头昏目眩、记忆力减退、体态肥胖的中老年人。

【膳食点评】白露时节，天气已转凉，昼夜温差较大，肺为娇脏而恶燥，秋天燥邪与寒邪最易伤肺，因而肺系相关疾病，如鼻炎、支气管炎、咽炎、肺炎、感冒等更高发，此时保健应以养肺为主。白露时节食用枣仁百合烧乌鸡，酸枣仁有补中益肝、坚筋骨、助阴气之功效，可以宁心安神，平肝理气。百合可以润肺止咳，清心安神，对心烦多梦、精神恍惚，有很好的作用。铁棍山药有益肾气、健脾胃、润毛皮等功效，可以健中补虚，补脾益气。三者合力，有较好的润肺清心、健脾益气、平肝安神的作用。

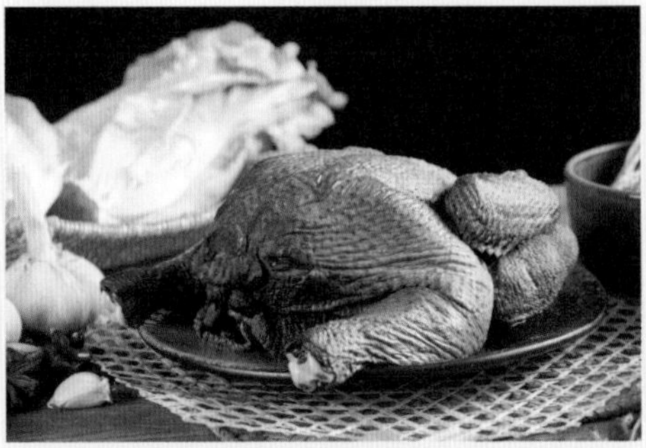

白露·食治

白露节气，此时若多日阴雨，寒湿会合而成邪，会增加素体阳虚、正气不足者肺系疾病的发病率。甚至可使邪气内陷，迁延不愈，在日后正气虚弱之时受六淫诱发而成重病。该时节常见疾病如感冒、哮病、咳喘、气管炎。

1. 哮病

哮病是一种发作性痰鸣气喘疾病，发作时有哮鸣声，呼吸气促困难，甚则喘息不能平卧。相当于现代医学中的支气管哮喘、喘息性支气管炎、嗜酸性粒细胞增多症等引起的哮喘疾病。

肺主宣发肃降，是肺气运动的基本形式，也是肺实现通调水道、主气、司呼吸的生理基础。白露节气开始，机体处于收敛状态，肺气相对宣发不畅，水谷精微上输于表的功能减弱，机体正气宣发受郁，机体气血运行趋向于里，导致宣发卫气津液于表的作用减弱，机体则有体表卫外不固、抵抗力降低的表现。

支气管哮喘患者应注意少量多餐，多吃新鲜的蔬菜和水果，清淡少盐，可以适当地多喝水、汤、果汁等，但是注意不要一次性大量摄入，不然容易增加血容量，还可能增加心脏的负担，应该少量多次饮用。忌食刺激性的食物，如辣椒、生姜、烟、酒、茶等，可能会导致支气管哮喘患者多个部位受到刺激，尤其是咽喉以及心脏等，甚至会导致病情在原有的基础上发作或加重。尽量避免进食容易过敏的食物。比如海鲜类的食物容易导致过敏，容易诱发哮喘的急性发作。其他一些食物，如小麦、大豆、花生，甚至猕猴桃、芒果等，也可能会导致过敏，所以在进食这一类食物的时候，也需要注意观察。

推荐药膳：砂锅杏仁豆腐

【材料准备】

主要食材：豆腐150克，盐、味精等适量。

食药物质：杏仁15克，麻黄3克。

【制作方法】

（1）先将杏仁、麻黄放入纱布袋中。

（2）将豆腐切块，与纱布袋一起放入砂锅中，加水煮沸，改小火煮半小时。

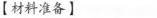

（3）捞出纱布袋，加入盐、味精等调味品即可。发作期可随餐饮汤食豆腐。

【功效】宣肺散寒，化痰平喘。

【食用方法】一人份，可作为辅助治疗。

【适用人群】适用于寒哮者。临床表现为喉中哮鸣如水鸡声，呼吸急促，喘憋气逆，胸膈满闷，痰少咳吐不爽，色白而多泡沫，口不渴或渴喜热饮，形寒怕冷，天冷或受寒易发，面色青晦，舌苔白滑，脉弦紧或浮紧。

2. 感冒

感冒是感受风邪或时行疫毒所致肺卫功能失调，以鼻塞、流涕、喷嚏、咳嗽、头痛、恶寒、发热、全身不适为主要特征的常见外感病症。中医学认为感冒的发生主要由于体虚，抗病能力减弱，当气候变化时，人体内外功能不能适应，风邪或时行疫毒乘虚由皮毛、口鼻而入，引起一系列肺卫症状。

感冒者宜饮食清淡，多喝温开水，多吃水果、蔬菜，选择稀软熟烂好消化的食物，如白米粥、玉米粥、米汤、烂面、馄饨皮、藕粉、蛋汤等。风寒感冒适当增加生姜、葱白、香菜等，禁止吃生冷的水果和冷饮，以及性寒凉的食物如田螺、螺蛳、蚌肉、蚬肉等。避免饮酒和浓茶。酒，特别是高度激烈的酒，会扩张血管，激动脑中枢，影响睡眠，引起头痛，降低抗病能力，加重病情，应避免感冒时饮酒。喝浓茶不仅影响感冒患者的睡眠，茶的一部分成分也能对抗、降低、干扰解热镇痛药的效果。此外，一些治疗感冒的中性和生物碱成分，容易与茶叶中的单宁产生沉淀反应，使药物变质失效。因此，在感冒治疗期间，最好不要喝浓茶，也不要用浓茶送药。

推荐代茶饮：姜糖苏叶饮

【材料准备】

食药物质：苏叶、生姜各5克，红糖10克。

【制作方法】生姜、苏叶洗净、切丝、煮沸，加入红糖即成。

【功效】辛温解表。

【用法】每日2次，乘热顿服。

【适用人群】适用于风寒束表型感冒。临床表现为恶寒重，发热轻，头痛，肢节酸疼，无汗，鼻塞，时流清涕，咽痒，咳嗽，痰稀薄色白，口不渴或渴喜热饮，舌苔薄白而润，脉浮或浮紧。

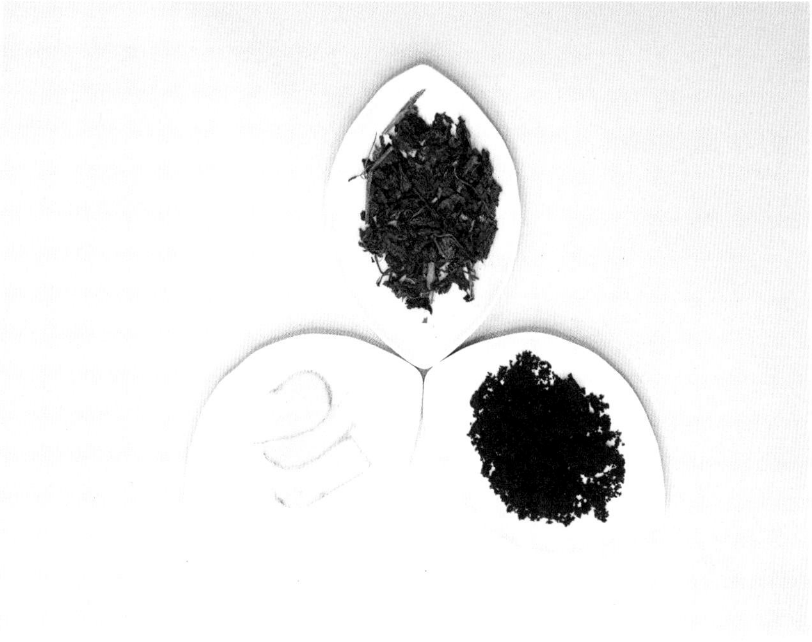

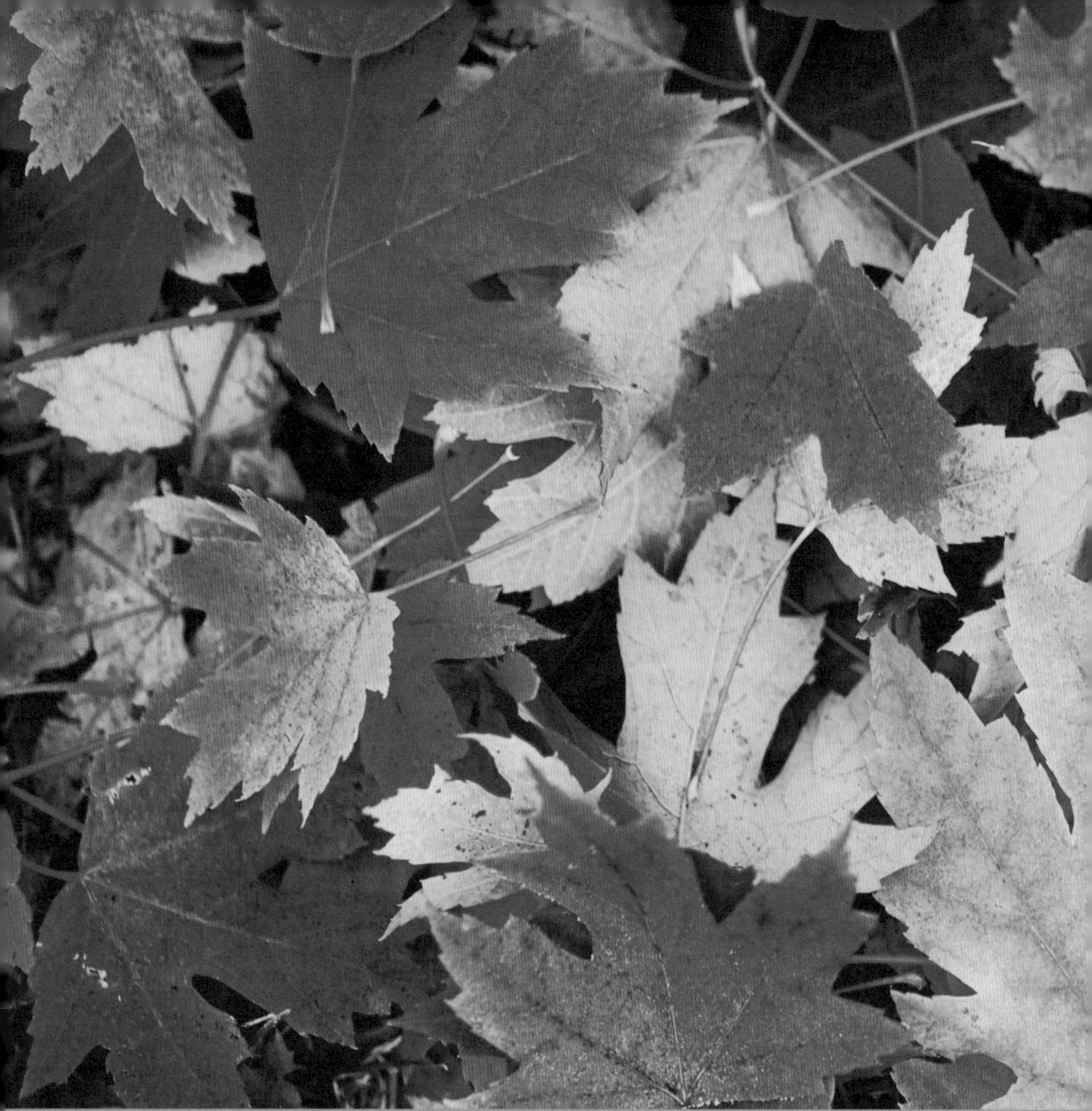

秋分至热转寒，
宜平衡膳食，
注意防治风湿、干燥综合征等病症。

秋分

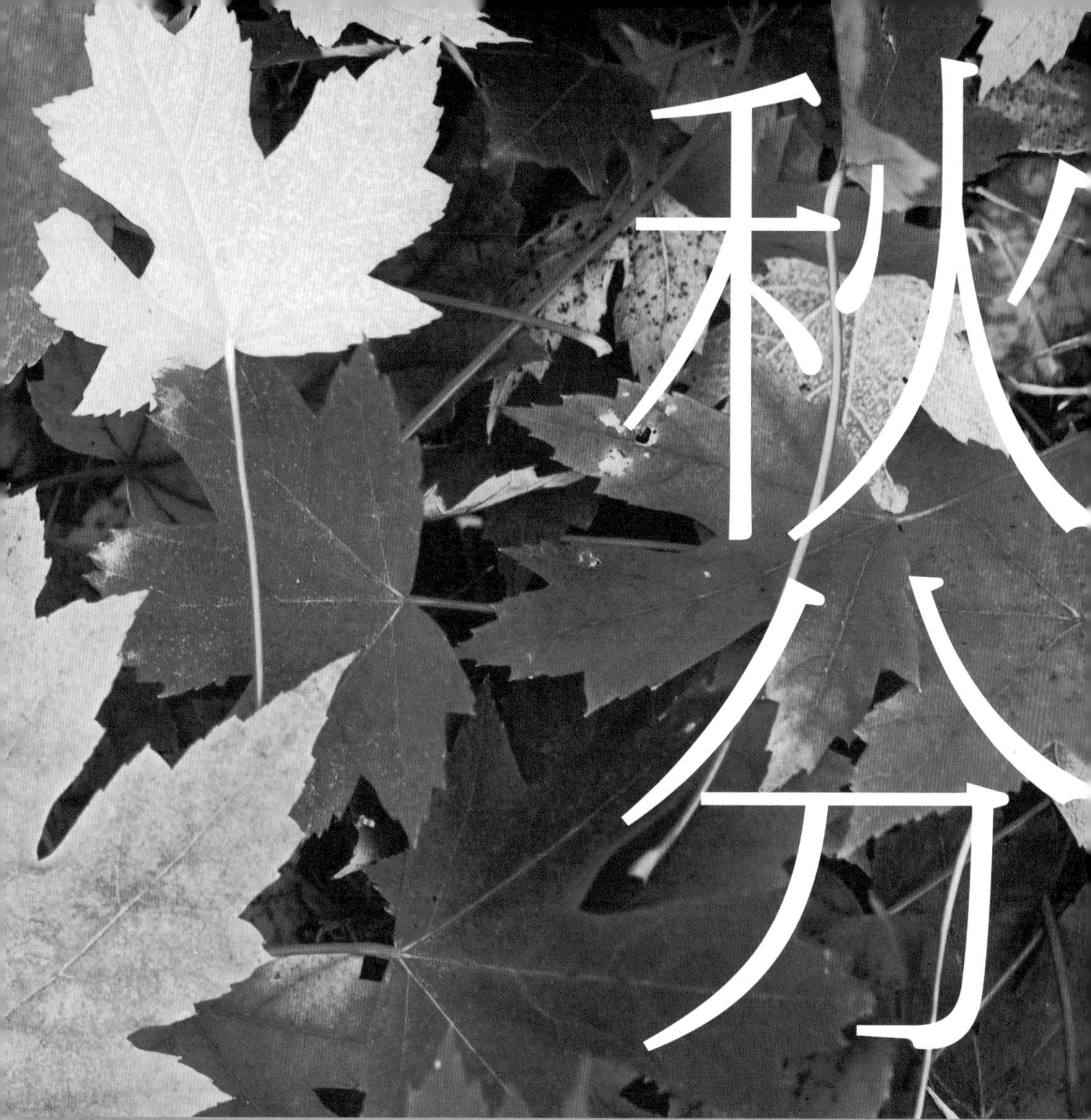

秋分者
阴阳相伴也
故昼夜均而寒暑平
二十四节气中的第十六个节气
秋季的第四个节气——秋分

“二分二至”，即春分、秋分、夏至、冬至，这4个节气分别位于四季的中段，秋分和春分时，昼长和夜长相等。秋分节气一般开始于每年的9月22日~24日。

秋分·三候

一候，雷始收声 | 雷，二月阳中发声，八月阴中收声，入地则万物随入也。雷雨天气一般开始于惊蛰，停止于春分。

二候，蛰虫坯户 | 淘瓦之泥曰坯，细泥也。按《礼记》注曰：“坯，益其蛰穴之户，使通明处稍小，至寒甚，乃墐塞之也。”“坯”字是细土之意，是说由于天气变冷，蛰居的小虫开始藏入穴中，并且用细土将洞口封起来以防寒气侵入。

三候，水始涸 | 《礼记》注曰：“水本气之所为。”春夏气至，故长，秋冬气返，故涸也。此时降雨量开始减少，由于天气干燥，水汽蒸发快，湖泊与河流中的水量变少，一些沼泽及水洼处便开始干涸。

秋分·食养

秋分节气与春分节气一样，都是昼夜相等，处于阴阳相对平分的均衡状态，不同的是春分是由寒转热，而秋分是由热转寒的过渡期，此时，阴阳变化明显，如若人体不能顺应自然容易导致阴阳失衡，从而引发某些疾病。

“五谷为养，五果为助，五畜为益，五菜为充，气味合而服之，以补益精气。”——《黄帝内经》

秋分食养需注意的是膳食搭配的平衡，以达“阴平阳秘”的健康状态。

① 从营养供给上讲，参照《中国居民平衡膳食宝塔（2022）》，不挑食、不偏食，合理搭配饮食，获得全面的营养。

② 从食物性味归经上讲，因“肺气太盛可克肝木，故多酸以强肝木”。宜少吃辛，以免加重燥气，多吃酸食有助生津止渴，但也不能过量。

③ 就太阳能量来说，秋天阳气渐收，阴气慢慢增加，不适合吃太多阴寒食物，生鲜瓜果最好烫一烫再吃。

④“虚则补之，实则泄之”“寒者热之，热者寒之”。例如老年人常阴气不足，应忌食大热峻补之品。处于发育快速期的青少年、儿童，也不宜过分进补。痰湿体质的人应忌食油腻。胃寒的人应忌食生冷等。

秋分节气养生应遵循秋季养生原则，“使志安宁，以缓秋刑，收敛神气，使秋气平，无外其志，使肺气清，此秋气之应，此养收之道也（《黄帝内经·素问·四气调神大论》）。”同时结合节气特点进行疾病防治。

“五之气，燥湿更胜，沉阴乃布，寒气及体，风雨乃行。”——《黄帝内经》

秋分节气之后，虽然南北温差仍然较大，但整体气温都开始迅速下降，气候相对干燥，身体容易受到“寒邪”的侵袭，引发痹症（风湿等病症），或者加重原有病情。此时，可以利用秋分阴阳平衡的特点，通过药物、针灸、食疗等疗法引导体内阳气由疏泄转为收敛、封藏，这样既可提高自身正气，又可阻止秋分后的寒凉之气侵袭人体，同时达到预防和治疗痹证的目的。风湿患者中，阴寒凝聚者，可适当多食温阳散寒之品，如干姜、葱白、花椒、胡椒、洋葱等；以阴虚为主的人群，则应食滋阴养血之品养阴和阳，使阴阳平衡，如黄精、桑椹、枸杞、玉竹等。

推荐膳食：莲芡蒸海蟹

【材料准备】

主要食材：海螃蟹100克，糯米60克，蚝油、生抽、老抽、黄酒、葱油等适量。

食药物质：鸡内金3克，火麻仁3克，芡实5克，莲子5克，生山楂1颗，荷叶（鲜）1张。

【制作方法】

（1）糯米淘洗后浸泡4小时，沥干水。

（2）鸡内金、火麻仁、芡实、莲子、生山楂洗净，和糯米一起拌匀，放入用白纱布垫底的木桶干蒸约40分钟取出。

（3）把蒸好的糯米饭放盆中，下蚝油、生抽、老抽、黄酒、葱油拌匀，装入摆好荷叶的笼屉备用。

（4）将海螃蟹清洗干净，斩去尖爪，蟹肚朝上齐正中斩成两半，挖去蟹鳃，摆在调好味的糯米饭上，加上姜片，淋少许黄酒，上蒸箱大火蒸15分钟，取出撒上葱花即可。

【功效】滋补气血，健脾安神。

【食用方法】一人份，可在节气内常规食用。

【适用人群】身体虚弱，脾虚便秘者。

【膳食点评】秋季养生的重点便是“滋阴防燥”，秋分的“燥”不同于白露的“燥”。白露的“燥”是“温燥”，秋分的“燥”是凉燥，所以饮食上要注意多吃一些清润、温润为主的食物。秋分食用莲芡蒸海蟹，螃蟹蛋白质含量高，秋分时节柔嫩味美，是最有滋补价值的时机。生山楂消食健胃，防止蟹肉造成的消化不良、脾胃不适。芡实益肾固精，健脾止泻，除湿止带。莲子补益脾胃，益肾涩精，养心安神。荷叶消暑利湿，健脾升阳。

秋分·食治

随着气温逐渐下降，天气转凉，秋燥将越来越明显。虽然俗话有“春捂秋冻”的说法，但是不能“盲冻”，特别是有呼吸系统疾病及骨关节疾病的人群，应因人而异。

1. 痹证

痹症，西医称风湿病。发病主要由于素体正虚，外感风、寒、湿、热等邪，邪气痹阻于肌肉、关节、经络等处，导致气血运行不畅，其局部的疼痛可以解释为“不通则痛”和“不荣则痛”。主要表现为肢体筋脉、关节、肌肉发生疼痛、麻木、酸楚，或关节肿胀、变形、活动障碍等。

痹症发病与自然界的气候变化和时间节律密切相关，秋分这天处于阴阳相对平分的均衡状态，是由热转寒的过渡期，也是阴阳变化最明显的节气。此时若人体不能适应这种改变会导致阴阳失衡，引发痹证。秋分节气，其气主燥，配合对症治疗可有效抑制湿气，使症状得到缓解。故秋分是防治痹证的最佳节气。需要注意的是，夏至节气中我们提及的易发痹症为风湿热痹，而转寒的秋分易发的是风寒湿痹，主要是由于风湿夹寒留滞，闭阻经络气血导致，其病因不同，日常保健及治疗方式均有所不同。

部分风湿症候是因为营养不良引起，所以平时应注意合理膳食，保证机体所需的热量、优质蛋白质及维生素，提高机体免疫力。忌食生冷、发物及煎炸食品，避免过多脂肪、糖、盐的摄入。脂肪在体内氧化过程中，能产生酮体，而过多的酮体对关节有较强的刺激作用，故患者不宜多吃高脂肪类食物，如炸鸡、奶酪、巧克力、腊肠、甜食、糖果、蜂蜜等，炒菜、烧汤也宜少放油。并且还要避免吃动物肝脏、动物血制品等高胆固醇食物。

推荐药膳：双桂粥

【材料准备】

主要食材：粳米50克，红糖适量。

食药物质：肉桂3克，桂枝6克。

【制作方法】

（1）肉桂、桂枝煎煮，去渣留汁。

（2）加药汁熬粥，加红糖调味即可。每日早晚热服，3～5日一疗程。

【功效】散寒通络，祛风除湿。

【食用方法】一人份，可作为辅助治疗。

【适用人群】风寒湿痹者。主要证候为，肢体关节疼痛，痛势较剧，部位固定，遇寒则甚，得热则缓，屈伸不利，形寒怕冷，舌质淡，苔薄白，脉弦紧。

2. 干燥综合征

干燥综合征为主要累及外分泌腺体的慢性炎症性自身免疫病。临床症状以口眼干燥为多，现代中医常用"燥痹"一词作为中医病名并概括此类疾病。古代医家归之于燥证，其命名虽有燥证、内燥等诸多说法，但所指系同一类疾病，主要表现为口干、目赤、鼻干等。

进入秋季之后，天气渐凉，中医学认为，肺、肾二脏分别相应秋、冬二季，六淫邪气中，燥邪胜于秋，寒邪胜于冬，故认为秋多燥病，因此极易出现秋燥。阴液伤则致燥，体质阴虚、气虚的人，容易产生虚热、热易伤津的情况，故易发干燥症状。

干燥综合征患者应均衡饮食，以蔬菜、水果、牛奶为主，忌食辛辣烟酒等燥烈之品，也应避免过食生冷寒凉之物。干燥综合征主要累及外分泌腺，表现为口干、眼干。而干燥综合征患者往往有应用糖皮质激素的情况，所以应该尽量低盐、低糖饮食，预防糖皮质激素引起的高血压、高血糖等副作用。增加滋阴润燥食物，如丝瓜、冬瓜、西瓜、柑橘、小米、薏苡仁、山药、莲藕等。

推荐代茶饮：金水茶

【材料准备】

食药物质：金银花5克、白菊花5克、麦冬15克、玄参15克、五味子10克。

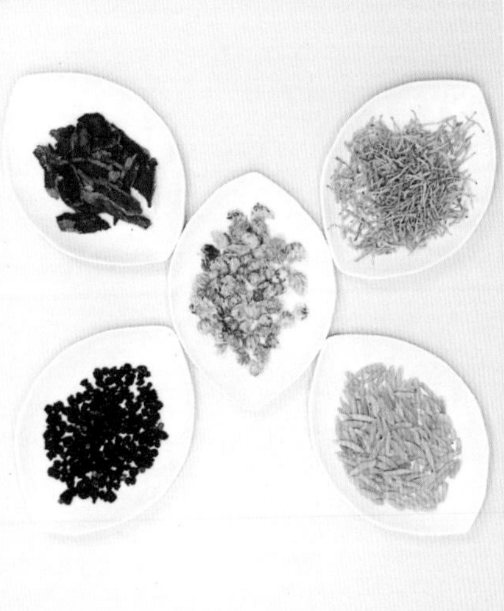

【制作方法】将上述材料加入沸水焖泡约20分钟。

【功效】滋阴润燥，生津止渴。

【用法】可反复冲泡至味淡，每日一剂，可作为辅助治疗。

【适用人群】适用于有口干、咽干、鼻干、眼干及皮肤干表现的患者。

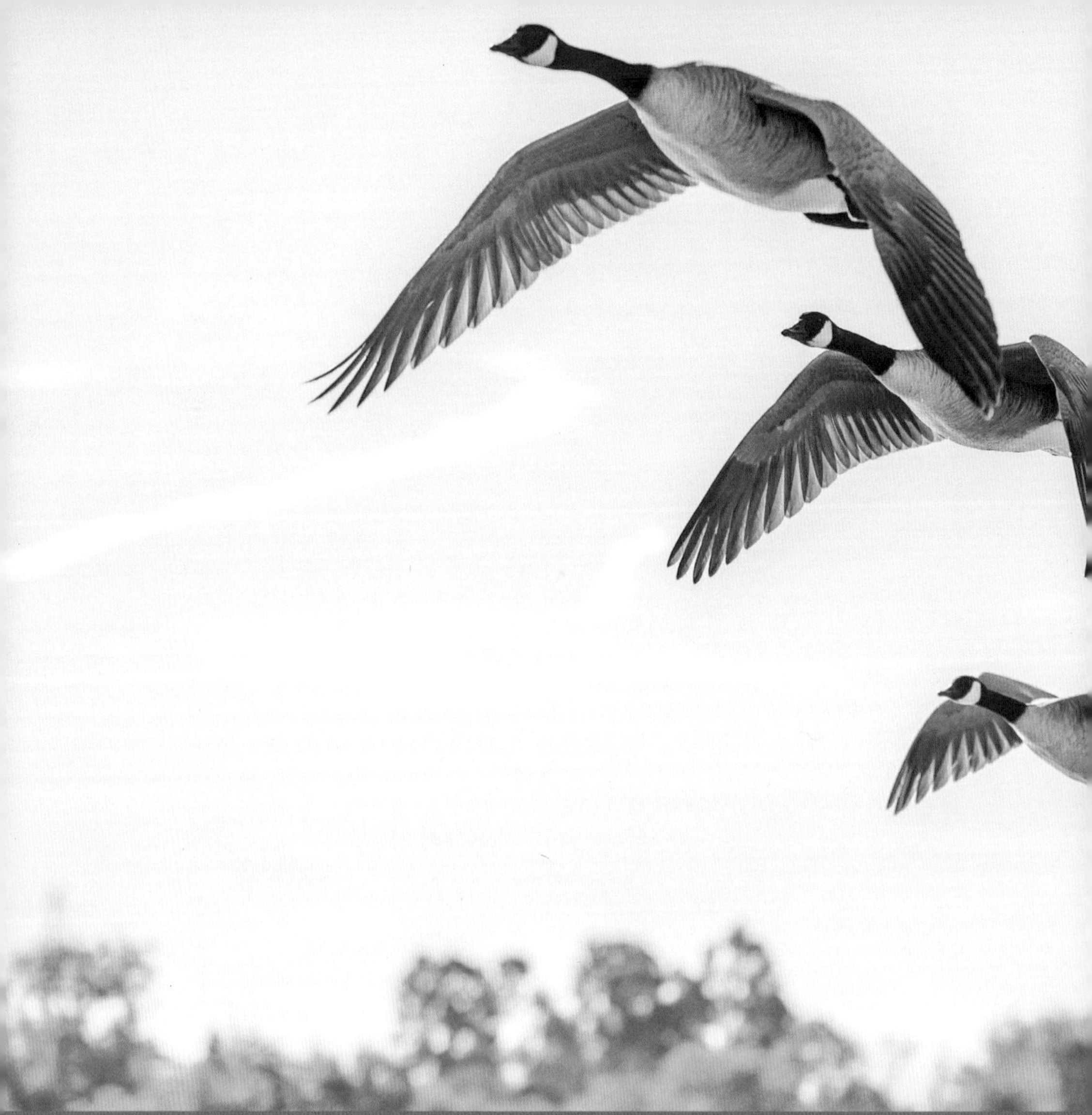

寒露多凉燥，

滋阴润燥敛肺是重点，

注意防治便秘、冠心病等病症。

寒露

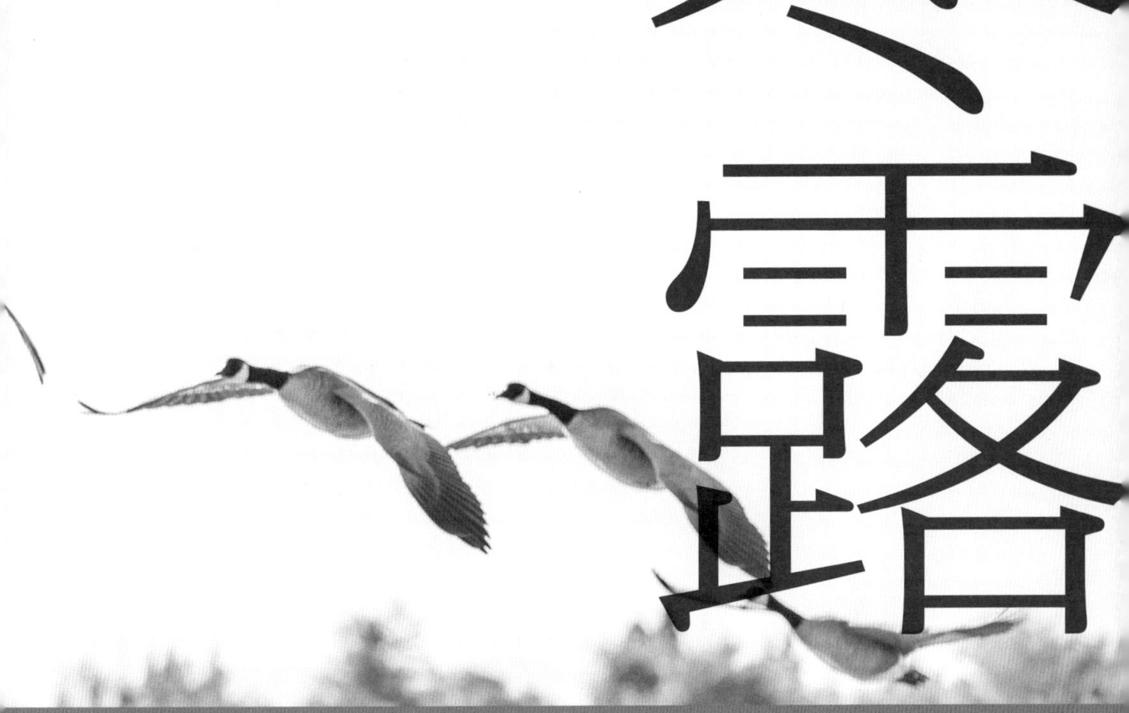

秋分后十五日
斗指辛
为寒露
言露冷而将欲凝结也
二十四节气中的第十七个节气
秋季的第五个节气——寒露

寒露，是热与冷交替的开始，万物随温度的降低而逐渐萧条，一般开始于每年的10月8日~9日。

寒露·三候

一候，鸿雁来宾|形容此时鸿雁排成一字或人字形的队列大举南迁。

二候，雀入大水为蛤|形容深秋天寒，雀鸟都不见了，似乎变成了水中的条纹及颜色与雀鸟很相似的蛤蜊。

三候，菊有黄华|形容寒露以后，随着冷气到来，一派秋收景象，天气常是昼暖夜凉，晴空万里，一派深秋凉燥景象，此时菊花已普遍开放。

寒露·食养

《管子》云："秋者阴气始下，故万物收。"秋季天朗气清，万物都有序地进入凋零时期，自然界阳气渐退，阴气渐生，人也要顺应自然，养收敛之气，保养阴精。应早睡早起，使志安宁，应秋之气，让肺气得以舒展。

寒露节气宜多食甘、淡，滋阴润燥的食品

寒露时节起，雨水渐少，天气干燥。此时人们的汗液蒸发较快，因而常出现皮肤干燥，皱纹增多，口干咽燥，干咳少痰，甚至会有毛发脱落和大便秘结等现象。所以此时，应在平衡饮食五味的基础上，根据个人的具体情况，适当多食甘、淡，滋润的食品，例如芝麻、糯米、粳米、蜂蜜、乳制品等，既可补脾胃，又能养肺润肠，还可防治咽干口燥等症。应少食辛辣之品，如辣椒、生姜、葱、蒜类，避免因过食辛辣伤人体阴精。

寒露节气需预防"上燥""下燥"

秋季暑热已过，气温由凉爽转为寒冷，此时饮食应注重养阴防燥。燥

气当令，呼吸道和肠道容易被秋燥侵扰，儿童更易“上燥”，老人更易“下燥”。“上燥”的表现有咳嗽、流鼻血、喉咙干哑等，“下燥”则表现为便秘、痔疮、大便出血等。应对“上燥”要多喝水，也可用芦根、霜桑叶等煮水喝，房间还可使用加湿器，增加湿度。应对“下燥”，应少吃煎炸、热性食物，可多吃些槐花、蜂蜜、香蕉等通便润肠之品。

滋补津液，可选茶、水、汤

多饮水才能补津液之不足。清晨空腹1杯温开水，利肝胆，促进排泄。睡前半杯水，补充夜间代谢需求，缓解次日晨起口干的症状。每日6 ~ 8次饮水，每次200~300毫升，配合自身作息，不要等到身体已经脱水，嗓子“冒烟”了，才去喝水。也可选择红茶、绿茶、花茶，因人而异效果更好，老人以红茶为宜、便秘者以绿茶较好、脑力劳动者饮用花茶可沁人心脾。亦可制作清淡的萝卜汤、青菜豆腐汤等，补充津液。注意不可用饮料、果汁等代替饮水。

推荐膳食：麻茸莲子鹌鹑蛋

【材料准备】

主要食材：鹌鹑蛋4颗，水发东北黑木耳20克，椴树蜜50克，食用油、香醋、花雕酒、盐等适量。

食药物质：黑芝麻50克，莲子（鲜）20克，枸杞子10克。

【制作方法】

（1）把鲜莲子洗干净入冰箱3℃左右保存12小时取出备用。

（2）黑芝麻烤熟，凉后用高速打碎机打成粗茸备用。

（3）鹌鹑蛋煮熟去壳备用；黑木耳冷水泡发后择洗干净飞水，用干毛巾吸水后备用。

（4）炒锅内放入油烧至七成热，下入鹌鹑蛋和莲子，鹌鹑蛋呈虎皮样时捞出沥油待用。

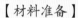

（5）锅烧热用油滑锅，烹花雕酒、香醋，下盐、椴树蜜，大火收浓汁，倒入炸好的鹌鹑蛋和莲子翻炒均匀，让每个原料上都必须挂住蜜汁。

（6）把黑芝麻茸放至托盘中，把挂好蜜汁的鹌鹑蛋、木耳、莲子蘸满芝麻茸后摆入盘中，用枸杞子点缀即可。

【功效】补益肝肾，润肺通便。

【食用方法】一人份，可在节气内常规食用。

【适用人群】肝肾不足，咽燥便秘者。

【膳食点评】寒露时节气温由凉爽转为寒冷，此时饮食应注重养阴防燥，补益肝肾、润肺益胃。麻茸莲子鹌鹑蛋中的黑芝麻可以健脾胃、利小便、和五脏、助消化，还可以治疗神经衰弱。木耳是一种排毒效果非常好的食品，能够用吸附力很强的胶质把人体消化系统的杂质吸附聚集，从而起到润肺和清理胃肠的功效。鹌鹑蛋具有补血益气、强身健脑等功效，还有润肤抗燥的作用。莲子益肾涩精、养心安神、补脾止泻，枸杞子滋补肝肾、益精明目，蜂蜜养肺润燥，三者合用可养阴防燥。本品可补益肝肾，润肺通便，适合凉燥时节食用。

寒露·食治

肺在五行中属金，故肺气与金秋之气相应，“金秋之时，燥气当令”，此时燥邪之气易侵犯人体而耗伤肺之阴精，所以暮秋时节的饮食调养应以滋阴润燥为宜。古人云：“秋之燥，宜食麻以润燥。”

1. 便秘

便秘系因饮食所伤、情志失调、年老体虚、感受外邪，导致大肠传导失常，大便秘结，排便周期延长，或周期不长，但粪便干结难解，或粪质不硬，虽有便意，但便而不畅的病症。肺与大肠相表里，秋季气候干燥，大便随之也会干结难排，表现为便次减少。

饮食方面可以每日清晨空腹饮温凉水或加入蜂蜜水，全天饮水1200毫升左右。多吃富含膳食纤维的食物，如菠菜、苋菜、胡萝卜、燕麦片、梨、香蕉、葡萄、粗粮、各种杂豆等。易于产气的食物如洋葱、萝卜、蒜苗等可促进肠蠕动加快。适量吃富含脂肪的食品，如麻油、豆油、胡桃等，酌量摄食奶油制品并饮用蜂蜜。每日饮用含有益生菌的酸奶能改善肠道菌群，缓解便秘。运动也可改善便秘，快步行走和慢跑、腹式呼吸、腹部自我按摩都可促进肠管蠕动，有助于解除便秘。禁忌饮酒，少喝或不喝浓茶、浓咖啡等刺激性饮料。香辛调料如芥末、胡椒、辣椒、生姜等亦有刺激性，不宜多用。

推荐药膳：冰糖炖香蕉

【材料准备】

主要食材：香蕉1个，冰糖适量。

【制作方法】香蕉去皮，加冰糖，隔水炖服。

【功效】滋阴、润肠、通便。

【食用方法】每日2次，连服数次至症状缓解。

【适用人群】阴虚便秘者。主要证候为，大便干结，如羊屎状，消瘦，头晕耳鸣，两颧红赤，心烦少眠，潮热盗汗，腰膝酸软，舌红少苔，脉细数。

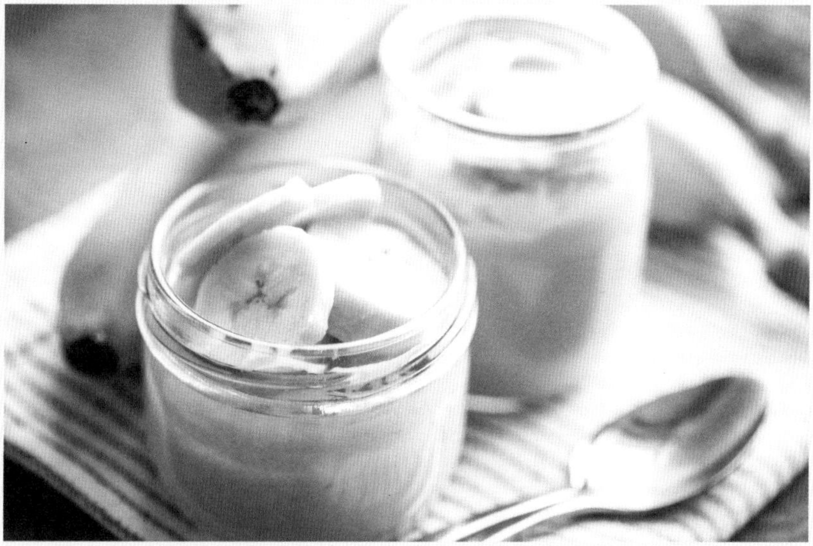

2. 胸痹

冠心病属于中医“胸痹”“心痛”范畴，据研究显示患者冬春季节发病较多，夏秋季节也有部分节气发病较多，在季节交替的节气发病较多且死亡率较高，例如霜降、寒露、大寒、冬至。分析其原因考虑与气候特征有关，寒冷季节可引起交感神经兴奋，儿茶酚胺分泌增多，血压增高，心率增快，周围血管阻力增大，易引起冠心病的发生。

建议饮食养生上注意用餐时间不要太晚、晚间适量饮水。三餐要规律，定时定量，少量多餐，切忌暴饮暴食。保持健康的体重，避免肥胖，减少高热量的食物如甜点、高脂肪的摄入。减少钠盐摄入量，控制过咸、过甜、腌制食品。选择清淡易消化食物，注意增加膳食纤维的摄入量，如粗杂粮、杂豆类、蔬菜、菌藻类等。限酒忌烟。

推荐药膳：姜桂薤白汤

【材料准备】

食药物质：干薤白、瓜蒌仁各10克，干姜6克，桂枝3克。

【制作方法】将干薤白、干姜、肉桂与瓜蒌仁加入500毫升水中煎汤。每日2次，5天为一疗程。

【功效】辛温散寒，宣通心阳。

【食用方法】一人份，可作为辅助治疗。

【适用人群】寒凝心脉胸痹者。主要证候为，猝然心痛如绞，心痛彻背，喘不得卧，苔薄白，脉沉紧或沉细。

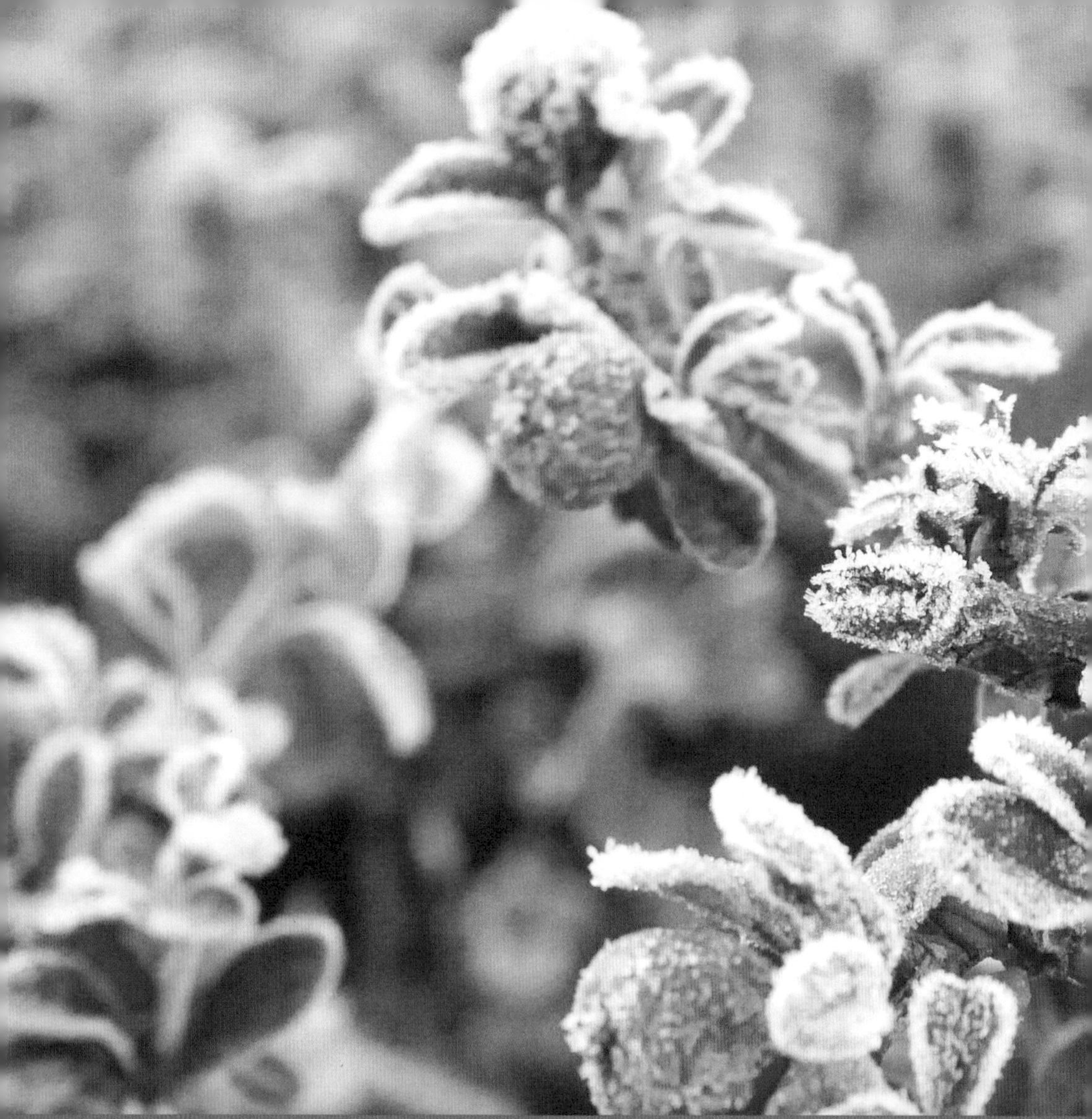

霜降入深秋，平补生津宜润燥，
注意防治高血压、腰痛等病症。

霜降

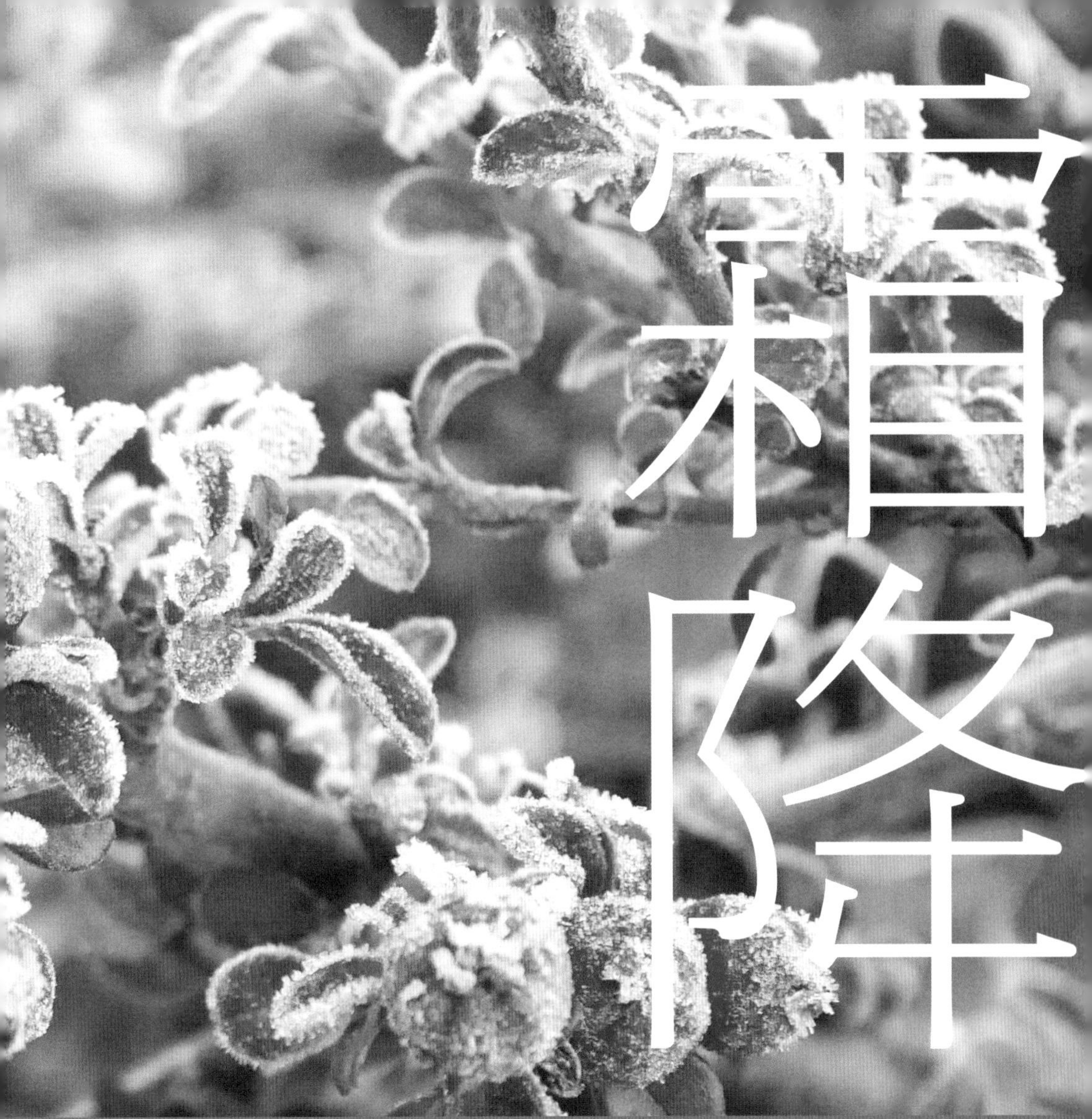

九月中
气肃而凝
露结为霜矣
二十四节气中的第十八个节气
秋季的最后一个节气——霜降

霜降是秋天的尾巴，意味着秋天即将结束。阵阵秋风刮来，平添几分寒意，至此，我国东北地区已经开始飘雪花，南方也到了凉爽舒适的时候。一般开始于每年的10月23日~24日。

霜降·三候

一候，豺乃祭兽 | 表示豺狼开始捕获猎物，以兽而祭天以报本也，方铺而祭，秋金之义。

二候，草木黄落 | 大地上的树叶枯黄掉落。

三候，蛰虫咸俯 | 蛰虫也全在洞中不动不食，垂下头来进入冬眠状态中。

霜降·食养

霜降节气承接于寒露节气，是秋季的最后一个节气，两个节气代表性的物候变化是“露”与“霜”的形成，晴朗的月夜，地面散热很多，当气温下降到0℃以上即形成“露”，骤然下降到0℃以下则形成“霜”。因此，霜降节气对植物有较大的影响，对人体的养生调理也更为重要。

“平补”生津润燥

中医有四季五补，即春要升补、夏要清补、长夏要淡补、秋要平补、冬要温补。那何为“平补”与“温补”呢？平补，有并补、双补之意，适用于气与血或阴与阳俱虚，且程度相当或相近的病证，如用补气、补血药物治疗气血两虚证，用补阴、补阳药物治疗阴阳两虚证。温补，是用温性、补益的药物补养正气，治疗因气虚、阳虚所致虚寒证的一种治法，如温补脾胃、温补肾阳等。

霜降之时已进入深秋，此时饮食养生应讲究平补，以生津润燥为主，可多吃些白薯、山药、藕、蜂蜜、大枣、芝麻、核桃等生津润燥、固肾补肺的食物，或根据医嘱用麦冬、百合、地黄、甜杏仁、玄参、川贝母、白果、西洋参、党参、白术等中药材调理。

“健脾养胃”防腹泻、胃炎、溃疡

霜降节气五行属金，肃降内敛，气血趋里，因此易发内热，致使脾胃功能过于虚旺。同时，寒邪直中太阴，脾脏功能必然受影响，而且金克木，肝胆气机易不畅。诸多因素汇集，进而导致胃病发生，所以此节气是慢性胃炎和胃、十二指肠溃疡病复发的高峰期。又由于寒冷刺激和秋雨缠绵，肠胃黏膜的防御屏障功能下降，容易导致人体胃肠功能紊乱。该时节人体新陈代谢增强，耗热量增多，胃液及各种消化液分泌增多，易影响已有溃疡的修复。且外出气温较低时，吸入的冷空气易引起胃肠黏膜血管收缩，对溃疡的修复不利，还可能导致新溃疡的出现。

此时饮食应以保暖润燥、健脾养胃为主，少吃冷硬的食物，忌强刺激食物、忌暴饮暴食，还要注意胃的保暖。俗话说“春天吃花，秋天吃果”，白薯、山芋、山药、藕、荸荠等都是这个时节适宜吃的食物。

霜降天更寒，护肺敛阴才养生

肺在五脏中是比较脆弱的，有“娇脏”之称，喜润厌燥，最容易受燥邪侵袭，伤耗津液，引发感冒、咳嗽、支气管炎等肺部问题。可适当食用润肺的食物：如梨，有生津润燥、清热化痰的作用，与贝母一起炖食效果更好；苹果，有生津润肺、消食止渴的作用；橄榄，有清肺利咽的作用；洋葱，有清热化痰、降血脂的作用；萝卜，有补肺止咳的作用。

推荐节气膳食：桂圆枣仁花生露

【材料准备】

主要食材：花生100克，鲜牛奶100克，矿泉水适量。

食药物质：龙眼肉（桂圆）5克，酸枣仁3克，丁香（粉）0.1克，蜂蜜3克，鱼胶10克。

【制作方法】

（1）花生放入锅中加水煮2分钟，捞出剥去红衣，上烤箱低温烤脆备用。

（2）龙眼肉淘洗干净，上火蒸10分钟取出备用。

（3）花生仁、酸枣仁加矿泉水入高速破壁机打成流汁，倒出过细箩，倒入汤盆中，调入牛奶、蜂蜜、鱼胶、丁香粉、龙眼肉，封上保鲜膜，上蒸箱再蒸约10分钟，取出倒入甜品盅，凉后入冰箱冷藏凝固成膏状即可。

【功效】温肾润肺，润肠养心。

【食用方法】一人份，可在节气内常规食用。

【适用人群】适合肝肾亏损，秋燥心烦者。

【膳食点评】用龙眼肉补益心脾，养血安神。酸枣仁养心益肝，安神收敛。蜂蜜可以补中润肺。丁香温中降逆，散寒止痛，温肾助阳，但丁香易上火，所以用花生的油润制约其温燥之性。各食材共奏温肾助阳、润肠养心之功，使得温阳而不助燥。

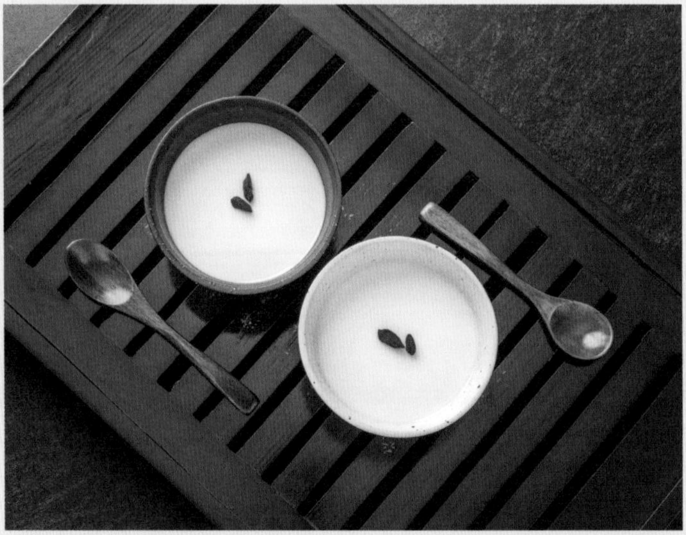

霜降·食治

由于寒冷刺激和秋雨缠绵，肠胃黏膜的防御屏障功能下降，容易导致人体胃肠功能紊乱。人体受燥邪侵犯，易犯咳嗽、慢性支气管炎。冷暖空气交错，并且秋收谷物收割后，空气中过敏物质也有所增多，容易诱发哮喘。由于寒邪渐盛的关系，心脑血管疾病、胃病和骨关节疾病也容易发作。

1. 高血压

高血压是指血液在血管中流动时对血管壁造成的压力值高于正常值，在未使用降压药物的情况下，三次非同日测量血压值均高于正常，即收缩压（高压）≥140mmHg，和(或)舒张压（低压）≥90mmHg，即可诊断高血压。

霜降时节的高血压常由气候变化引起，冷刺激会使交感神经兴奋，毛细血管收缩，引起血压增高，进而导致心脑血管疾病发生。高血压是最常见的心血管疾病之一，也是导致脑卒中、冠心病、心力衰竭等疾病的重要危险因素。

高血压患者应主要采用低钠、低脂、高维生素的饮食。①严格限制盐的摄入量，每人每日摄入食盐量以2~4g为宜。对兼有心脏疾病或肾脏疾病引发水肿的患者，尤其要采取低钠饮食，以减少体内水钠潴留，有助于降低血压。可通过使用无盐酱油或菜肴烹调好后再放盐的方法进行调味。在注意减少钠盐同时，应注意食物中的含钠量，尽量少吃腌、熏食品以及酱油、味精等含钠量较高的食物。蒸馒头时避免用碱，应改用酵母发面。②限制脂肪摄入。食物中脂肪摄入量以低于总能量的30%为宜，适当增加多不饱和脂肪酸比例，使其与饱和脂肪酸比值达到1.5 ∶ 1左右。应限制动物脂肪的摄入，多用植物油，如豆油、花生油、菜油、芝麻油、玉米油、麦芽油等。③供给充足维生素，尤其是维生素C、维生素B_1、维生素B_2和维生素B_{12}，可促进对血管壁的保护，并可促进胆固醇硫酸化，生成胆固醇硫酸酯，从肠道排出。因此，高血压患者应多吃新鲜水果和蔬菜。④适量摄入优质蛋白质、限制总热量、控制体重、补充矿物质、补充膳食纤维都对控制血压有一定好处。⑤注意戒烟限酒，可以适量饮茶，多食有促进脂质代谢及有降血压作用的食物，如海藻类、菌类、水果类等。

推荐代茶饮

【材料准备】

食药物质：菊花5克、决明子15克、茯苓15克，牛膝10克、罗布麻5克。

【制作方法】加入沸水焖泡约15分钟。

【功效】清肝火，降血压。

【用法】可反复冲泡至味淡，每日一剂。

【适用人群】轻度高血压患者及高血压患者的辅助治疗。

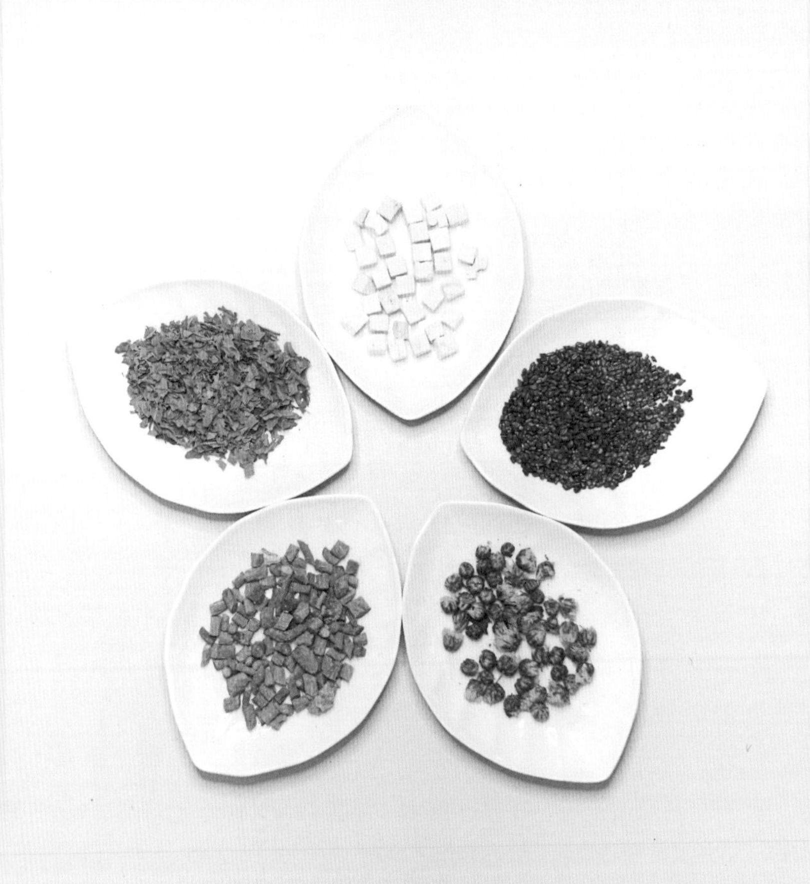

2. 腰痛

腰痛一般是指位于下腰椎、腰骶区和骶髂区的疼痛，常伴有坐骨神经痛，疼痛向一侧或者两侧臀部和下肢放射。

受寒受凉是关节炎的重要诱因之一，特别是风寒湿痹型关节炎患者的疼痛、肿胀症状以及关节僵硬症状都会随着气温下降而加重，个别病情稳定的患者还易因此复发。

腰痛在饮食上应避免吃辛辣、刺激性的食物，及生冷、油腻的食物。腰痛发生以后，一般会在局部的软组织内产生无菌性的炎症，从而产生水肿疼痛。平时应该养成良好的工作和生活习惯，避免长时间的弯腰劳作，避免久坐，注意腰部的保暖，避免受凉，综合调理，缓解腰痛症状。

推荐药膳：陈香肉粥

【材料准备】

主要食材：粳米、羊肉碎各50克。

食药物质：陈皮15克，花椒15克，丁香5克，益智仁20克。

【制作方法】上述食药物质煎汁30分钟，后在药汁中加粳米、羊肉碎煮粥。

【功效】散寒除湿，温经通络。

【食用方法】一人份，可作为辅助治疗。每日一次。

【适用人群】寒湿腰痛者。主要证候为，腰部冷痛沉重，活动不便，遇阴雨天或受寒后疼痛加剧，痛处喜温恶寒，得热则减，苔白腻而润，脉沉紧或沉迟。

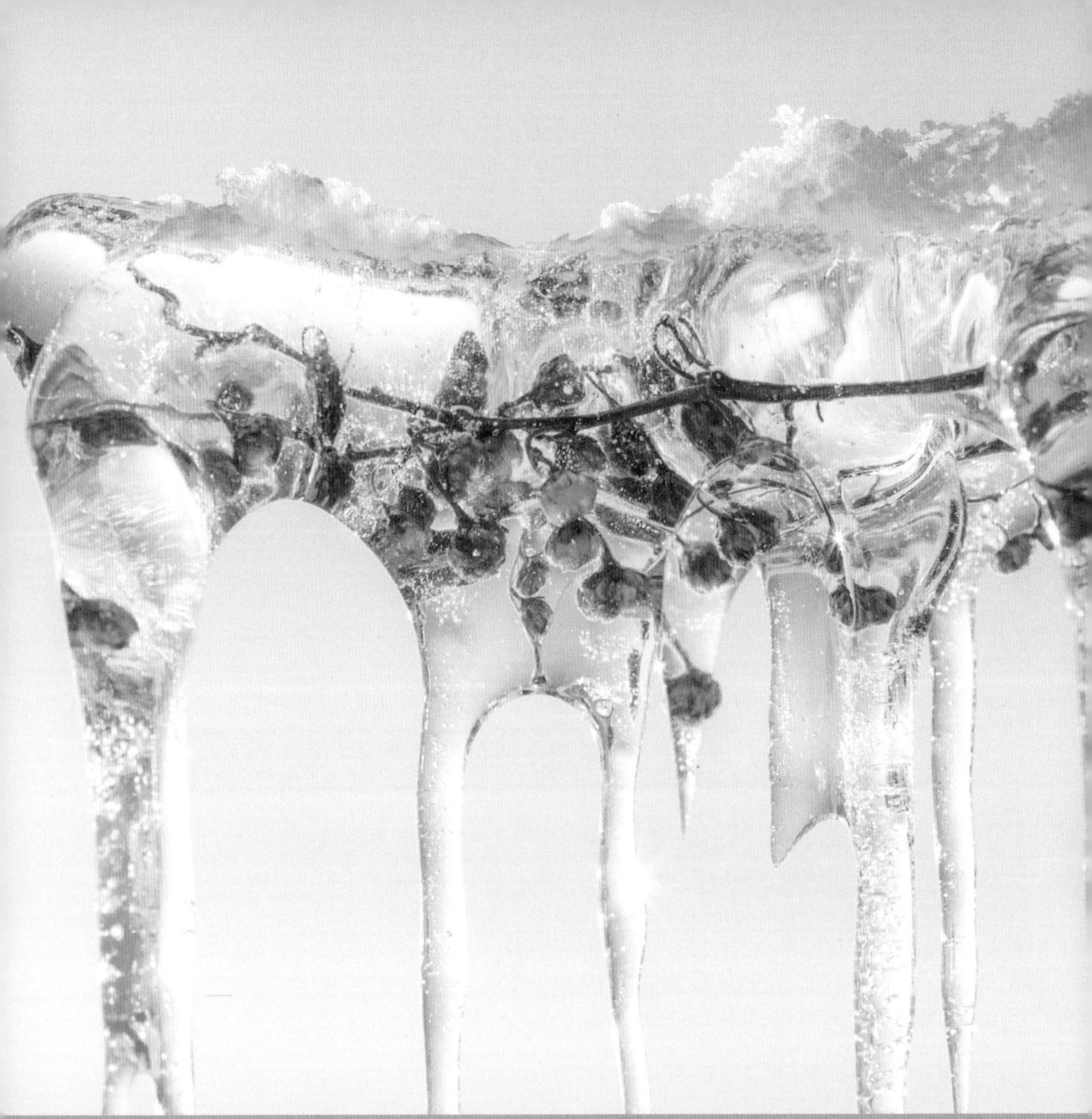

立冬天气寒，
应以"养藏"为主，
注意防治心绞痛、肾炎等病症。

立冬

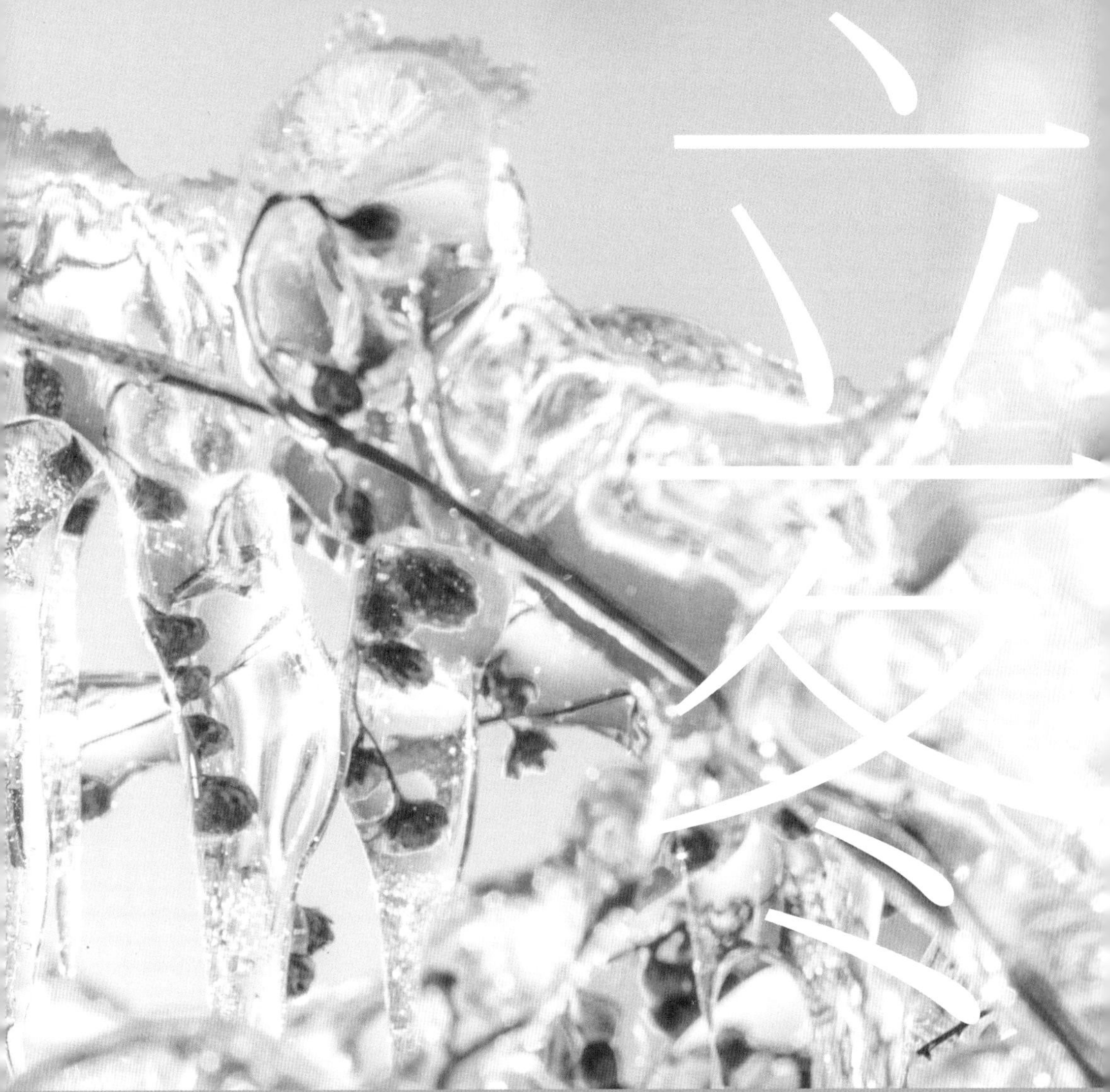

立

建始也

冬

终也

万物收藏也

二十四节气中的第十九个节气

冬季的第一个节气——立冬

冬季从立冬开始，经过小雪、大雪、冬至、小寒、大寒六个节气，水结冰是冬季典型特征，立冬节气一般开始于每年的11月7日~8日。

立冬·三候

一候，水始冰 | 由于天气转凉，水开始结冰。

二候，地始冻 | 随着气温的降低，地也开始冻凝。

三候，雉入大水为蜃 | 此时，万物始成，河里的蚌、海里的扇贝等贝壳类生物已经到了收获的季节。蛤蚌扇贝多浮现，或隐或现，引得天上大批鸟类飞下来叼食享用。雉指野鸡一类的大鸟，蜃指大蛤。立冬之后，野鸡减少活动，而颜色相似的蛤类变多，古人认为，是雉在立冬后变成了大蛤。

立冬·食养

《黄帝内经》曰："冬三月，此谓闭藏。水冰地坼，无扰乎阳，早卧晚起，必待日光，使志若伏若匿，若有私意，若已有得，去寒就温，无泄皮肤，使气亟夺，此冬气之应，养藏之道也。逆之则伤肾，春为痿厥，奉生者少。"

此时应顺应春生夏长秋收冬藏的变化，作息宜以日出和日入为准，早睡晚起；情志上宜好像埋伏藏匿般的安静，好像有难以告人的私情，又好像已经获得了秘密一样的愉快。日常养生注意避寒就暖，不要使皮肤开泄出汗，而致闭藏的阳气受到影响。

食养宜食咸味，入肾补益阴血

立冬节气阳气潜藏，阴气盛极，蛰虫伏藏，根据"秋冬养阴""冬季养肾"的原则，冬季可以适量多吃点鲜味食物，如海带、紫菜以及海蜇等，具有补益阴血等作用。

冬令进补注意补前先引补

从冬藏及人体代谢角度，此时适宜适当进补，以养生御寒，如花生红枣汤、生姜炖牛肉等，需要注意的是立冬后进补不要冒进，需要给肠胃一个适应过程，所以要做好引补。例如萝卜可以对肺部和胃部进行调节，特别适宜消化不良和肝火过旺的人群，还可以改善便秘。对于在冬季多发的感冒和咽喉疼痛，萝卜也具有辅助治疗的功效，因此才有“冬吃萝卜夏吃姜，不劳医生开药方”之说。

食物性味宜多温热少寒凉

冬季气温过低，人体为了保持一定的热量，须增加体内糖、脂肪和蛋白质的分解，以产生更多的能量，来适应机体的需要，所以要适量增加蛋白质、脂肪以及维生素和矿物质的摄入，对抵御低温很有好处。在食物的性味上宜多选择温热食物，尽量避免寒凉之品。建议适当多食糯米、高粱、栗子、大枣、核桃仁、桂圆、韭菜、南瓜、生姜、牛肉、羊肉等温热性质的食物。

推荐节气膳食：板栗烧鸡块

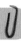

【材料准备】

主要食材：鸡肉100克，板栗50克，葱、姜、胡椒粉、盐、酱油、绍酒、油等调味品适量。

食药物质：白豆蔻1枚，枸杞子20g。

【制作方法】

（1）将干净的鸡剔除粗骨，剁成长、宽约3cm的方块。板栗肉洗净滤干。

（2）葱切成斜段、姜切片备用。

（3）油倒入锅中烧六成热时，炸板栗上色，捞出备用。

（4）锅中底油烧热后下葱、姜煸香，倒入鸡块炒干水气，烹绍酒，加清水、盐、酱油，小火煨至八成熟后，再放入炸过的板栗肉、枸杞子、白豆蔻，煨至鸡块软烂，调入胡椒粉炒匀，勾芡即可。

【功效】健脾补肾。

【食用方法】一人份，可在节气内常规食用。

【适用人群】适用于脾肾两虚证人群食用。

【膳食点评】鸡肉，可暖胃、强筋骨、活血调经；白豆蔻，止吐逆、反胃、消谷下气、散肺中滞气；栗子，补中益气、培土实脾；枸杞子，平补而润、润肺清肝、滋肾益气。板栗烧鸡块尤其适合此时节症见食欲不振、气短、乏力、腰酸、怕冷者作日常食养保健之用。

立冬·食治

此时阴气较盛，人的阳气偏衰。肾为水脏易受寒邪，心为火脏受寒邪相克。故立冬节气好发心绞痛和肾炎等疾病。

1. 心绞痛

中医又称胸痹。西医认为这是由于心肌缺氧和供氧之间暂时失去平衡而发生心肌缺血的症候群。典型的心绞痛描述为胸部左侧或中部压迫感、沉重感、胸闷或紧缩感。可由劳累诱发，休息后可缓解。

胸痹多由心阳虚，正气不足，痰浊闭阻，血瘀阻滞夹而为病，又感受寒邪而起。张仲景的《金匮要略》详细论述了胸痹的治法。“阳微阴弦即胸痹而痛”为主要发病病机。立冬之后气温骤降，治疗以温阳散寒、活血化瘀为主，并可配合艾灸治疗。由此可见，中西医对此病的病位都定位在心，治疗又都注重在血。

心绞痛患者应少吃多餐，保持低盐、低脂清淡饮食，每日食盐的摄入量应控制在6克以下。尽可能多食用新鲜水果和蔬菜等易消化的食物，避免便秘。多吃富含钾、钙和镁而含钠低的食物，如土豆、芋头、茄子、莴笋、冬瓜等。富含钙、铁、纤维素和维生素的蔬菜水果和五谷杂粮也适合心绞痛患者食用，牛肉、羊肉、冬瓜、生姜等食物具有温阳作用，对心绞痛患者也有很好的保健效果。心绞痛患者忌吃高油脂、高胆固醇的食物，如动物的内脏、肥肉、蛋黄、鱼子、猪油、牛油、羊油等，不宜食用辣椒、浓茶、咖啡、碳酸饮料等辛辣刺激性的食物。

推荐药膳：桃仁粥

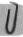

【材料准备】

食药物质：粳米50克，桃仁10克。

【制作方法】将桃仁捣烂如泥，加水研汁，去渣。以桃仁汁煮粥。

【功效】活血化瘀，通脉止痛。

【食用方法】每日2次，趁热服用，可作为辅助治疗。

【适用人群】心血瘀阻胸痹者。主要证候为，胸闷胸痛，如刺如绞，痛有定处，入夜为甚，甚则心痛彻背，背痛彻心，或痛引肩背，日久不愈，可因暴怒、劳累而加重。舌质紫黯，有瘀斑，苔薄，脉弦涩。

2. 肾炎

肾炎是两侧肾脏非化脓性的病变。因肾小体受到损害出现浮肿、高血压、蛋白尿等现象。西医认为肾炎与病毒、细菌、药物和其他物质在体内引起的变态反应有关，预示着肾功能的损害，如不能及时有效治疗，可能引发肾衰竭。当肾炎患者出现浮肿症状时，中医称为水肿。

中医认为肾炎的辨证应分清阴阳。治疗上一方面扶正，一方面驱邪。因为立冬之后阳气收敛，肾脏本为阴脏，故更易受寒邪伤害。所以肾炎多以阳虚为主。扶正通过健脾补肾来增强正气。驱邪方面，多以祛除寒邪为主。

肾炎患者应采用低盐或无盐膳食，应避免喝冷饮，密切注意排尿情况，配以温阳利水、健脾类食物。可适量进食低蛋白、低磷等饮食，多吃含铁、硒、锌等矿物质的食物，同时适量补充维生素A、维生素C、维生素E。应避免高盐饮食，如泡菜、咸菜、松花蛋、腌肉、海味、挂面等。在严重少尿及循环充血时应限制含钾高的蔬菜及水果，如黄豆芽、韭菜、青蒜、芹菜、菠菜、竹笋、香椿、丝瓜、苦瓜、高粱、玉米、紫菜、榨菜、百合、川冬菜、干红枣、鲜蘑菇、扁豆、杏、藕、冬菇、番茄、柑橘、香蕉等。患病期间禁烟酒，忌辛辣、厚味、油腻类食物，如羊肉、香菜、牛肉和动物内脏等。

推荐药膳：姜苓仁汤

【材料准备】

食药物质：羊肉100克，干姜15克，茯苓30克，肉桂5克，草果5克，小茴香15克，陈皮15克。

【制作方法】除羊肉外上述材料煎取药汁，熬好的药汁内加入羊肉块煮熟，食肉喝汤。

【功效】温阳健脾，化气利水。

【食用方法】每日1次，可作为辅助治疗。

【适用人群】脾阳虚衰水肿者。主要证候为，身体水肿，腰以下肿甚，按之凹陷不易恢复，脘腹胀满，纳减，食少，便溏，面色无华，身倦肢冷，小便短少，舌质淡，苔白腻或白滑，脉沉缓或沉弱。

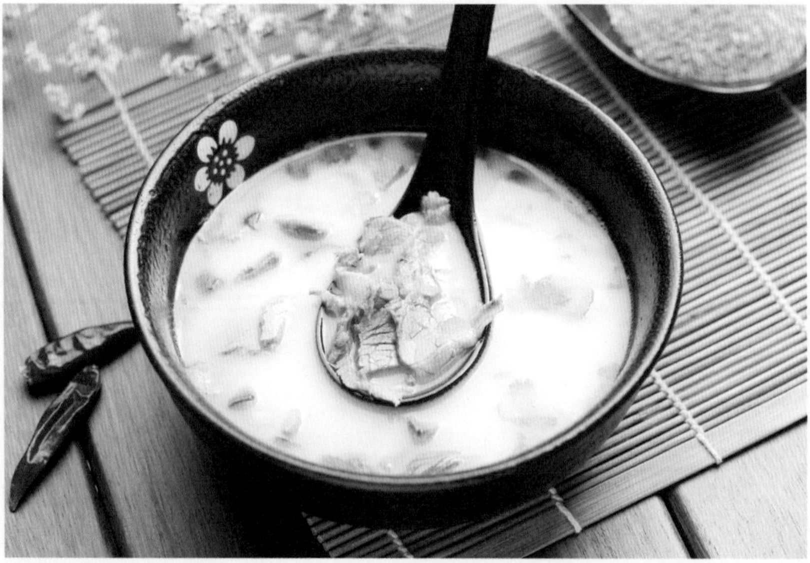

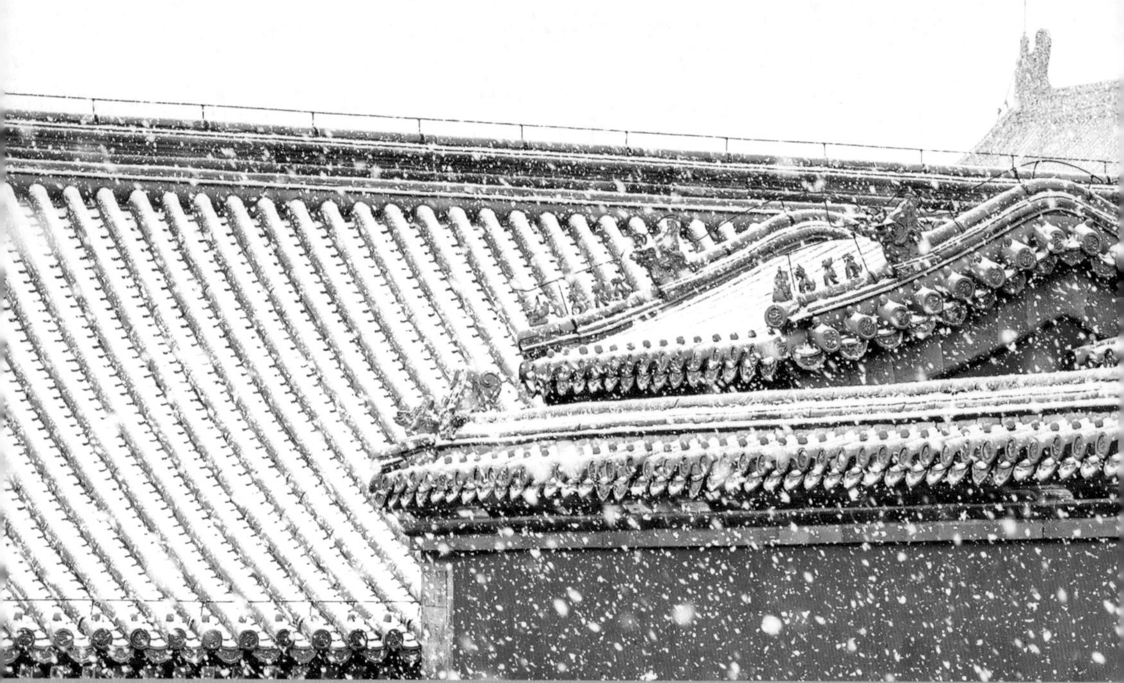

小雪节气干燥寒冷，
宜补温热之品，
注意防治慢性咽炎、心悸等病症。

小雪

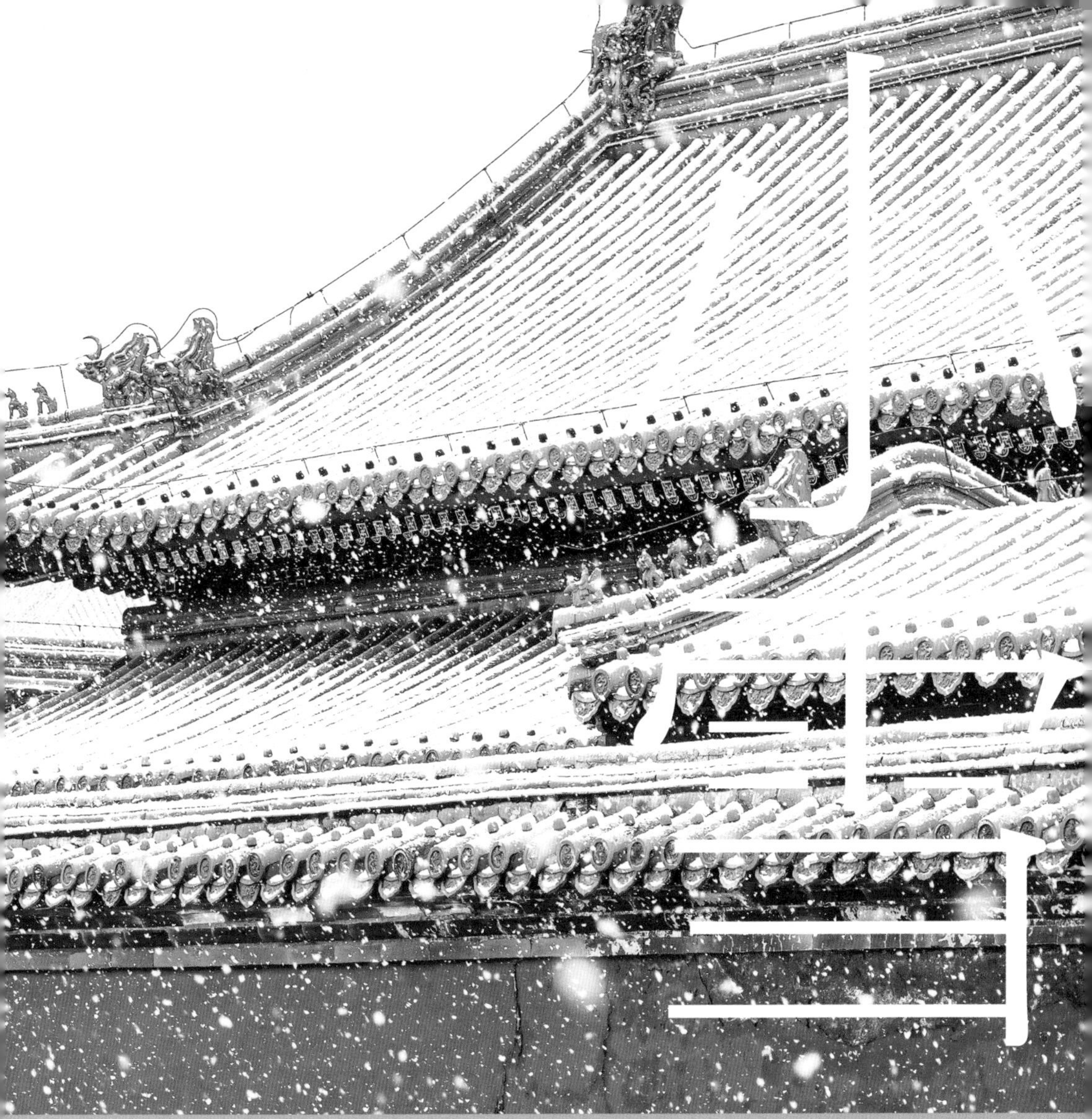

雨下而为寒
气所薄故凝而为雪
小者未盛之辞
二十四节气中的第二十个节气
冬季的第二个节气——小雪

雪是寒凉天气的产物，小雪表示降雪开始的时间和程度，一般开始于每年的11月22日~23日。

小雪·三候

一候，虹藏不见|是形容由于气温降低，尤其北方此时以下雪为多，不再下雨，看不见雨后彩虹的物候变化。此谓孟冬阴胜阳，故藏而不见。

二候，天气上升，地气下降|是形容此时因阴气上升，阳气下降，导致阴阳不交，天地不通，万物失去生机的物候变化。

三候，闭塞成冬|是形容阳气下藏地中，阴气闭固而成冬，此时天地闭塞而转入严寒的冬天。

小雪·食养

《群芳谱》中形容小雪节气说，“小雪气寒而将雪矣，地寒未甚而雪未大也”。当下节气，是自然界中阴气较盛的时期，阳气潜藏，呈现一派阴寒之象。食养应依时令气候、地理环境、体质强弱、年龄、男女性别等做出调整，即“因势制宜”。

南北区域之分

我国幅员辽阔，南北气候差异大，小雪时节，北方已经呈现冰天雪地的景象，而南方人可能还穿着单层夹衣。因此，中医养生也有地域之分，总体来说是南方清补、北方温补。

具体来说，北方冬季天气寒冷，可以适当进补一些较为温热之品，如牛肉、羊肉等。而长江以南地区虽然已入冬，但气温较北方地区要温暖得多，进补应以清补甘温之味为主，比如鸡、鸭、鱼类。

体质虚实寒热之辨

在日常生活中，总能见到在同样的致病条件下，有的人感而为病，有的人却安然无恙；同样是患感冒，对某些人来说是“小菜一碟”，而对另外一些人却犹如“大难临头”备受折磨，这主要就是因为每个人的体质有所不同。就治疗疾病而言，体质是中医辨证的基础之一；就防病养生来讲，体质决定着人体对致病因素的易感性，也是日常保健、养生是否恰当的关键因素。

简单来说，此时阳虚体质要“温”，气虚体质要“补”，阴虚体质要“滋”，气郁体质要“疏”，湿热体质要“清”，特禀体质要“固”，痰湿体质要“祛浊”，血瘀体质要“化瘀”。不辨虚实寒热一味进补，不仅收效甚微，可能还会起到反作用。

男女老幼之别

一般来说人体机能随年龄增长而有所下降，《黄帝内经》曰：“四七，筋骨坚，发长极，身体盛壮。五七，阳明脉衰，面始焦，发始堕。六七，三阳脉衰于上，面皆焦，发始白。七七，任脉虚，太冲脉衰少，天癸竭，地道不通，故形坏而无子也。”故，不同年龄段保养身体的注意事项也有所不同。

少年阳气正盛，其实可以不补，或者小补。

中年人可根据近期身体状况作出相应的调理，比如若有气短、乏力、肢倦的情况，可注意气的虚实进行养护与补充；若有腰膝酸软、失眠多梦、精神不振等症，可以关注是否有肝肾亏虚等问题出现，而不是一味进补。

老年人在基础机能下降的同时可以结合自身患有的慢性疾病或亚健康症状来进行保养，比如小雪时节，气温下降，高血压、冠心病患者更应注意保暖，规律用药，减少出汗等体力活动；颈椎病、腰椎病患者，应注意局部的保暖，多做一些柔和的锻炼，如练太极拳、八段锦等。

除了年龄，性别不同身体机能也有所区别，因此食养侧重也有所区分。有研究显示，现代男性承受压力大，工作忙碌，生活不规律，容易出现气血暗耗，经常会出现气血亏虚证。且男性活动量大，新陈代谢快，因此，建议多吃一些肉类来进补，血肉有情之品比青菜更能补充气血。

推荐节气膳食：五色养生粥

【材料准备】

主要食材：小米20克，黑豆、红豆、眉豆各10克，绿豆3克，盐适量。

食药物质：莲子6克，百合6克，红枣3枚。

【制作方法】

（1）黑豆、红豆、眉豆、绿豆提前浸泡6小时，红枣去核，莲子去芯，小米、百合洗净。

（2）把上述材料一同放入锅中，加水适量，大火煮开，转小火，煮至豆类熟烂时加盐调味即可。

【功效】补中气，滋肺肾，安心神。

【食用方法】一人份，可在节气内常规食用。

【适用人群】适合脾肾偏虚、肺阴不足或兼有夜寐欠安之人。

【膳食点评】热粥、热汤等膳食佳肴由于水分充足，汤液中富含各种食材的营养物质，易于消化吸收，一般更符合“秋冬养阴”的

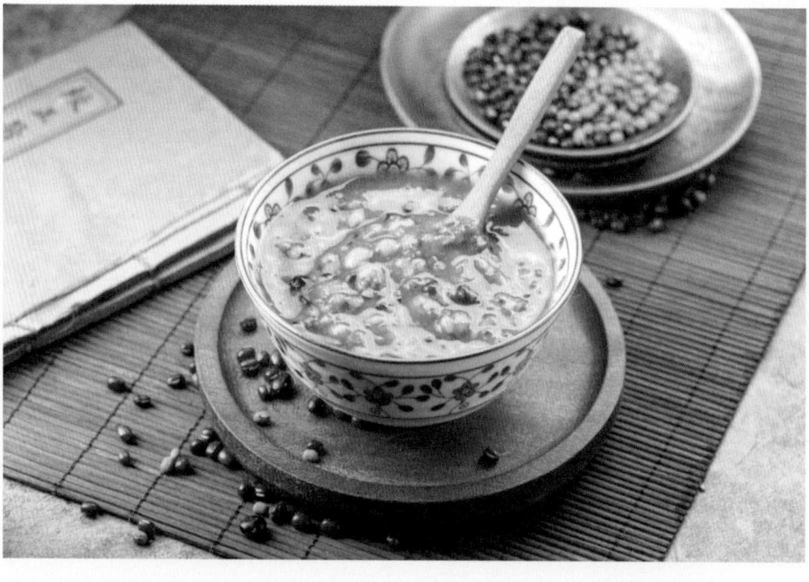

养生要求。平素疲倦乏力、食欲不振、手足心热等气阴两虚之人，或是容易口干咽燥、口疮粉刺、大便干结等肺胃燥热之人，一般不能耐受过度滋腻或大温大热的补品，需要通过温和平补的食疗方式进行调养。五色养生粥是取青、红、黄、白、黑五色与五脏相应，再适当加入红枣、莲子、百合等食材制成，是益中气、润肺燥、滋脾肾的温润食疗佳品，最适合秋冬之交胃肠功能偏弱、容易上火等不宜大补的人群。

小雪·食治

中医学把能使人致病的寒冷气候称为寒邪，寒邪是以空气温度较低或气温骤降为特点，小雪节气天气越来越冷，气候特点为阴冷晦暗。从中医角度来讲，寒邪为此时外界主要的致病因素，人体也处于阴盛阳衰的阶段。

1. 慢性咽炎

表现为咽部异物感、痒感、灼热感、干燥感或微痛感等局部症状。常有黏稠分泌物附着于咽后壁，使患者晨起时出现频繁的刺激性咳嗽，伴恶心。在一年四季中慢性咽炎都是会发生，但是每当季节更替的时候，就是慢性咽炎复发的高峰期，主要集中在天气干燥和寒冷的冬季和春季，多因受凉、疲劳、上火、抵抗力低下引起，尤其是反复的受凉感冒更容易导致复发。小雪节气是一个干燥、寒冷的节气，寒风一吹，很多上呼吸道疾病就来了，引发鼻塞、张嘴呼吸、长期鼻涕倒流刺激咽喉，破坏咽喉表面细胞的纤毛活动而滋生细菌。

慢性咽炎患者宜食用易消化、清淡的食物，并辅助摄入多汁柔嫩、去火清爽，富含维生素C的食物，如广柑、橘子、猕猴桃、甘蔗、菠萝、西瓜、橄榄、苹果、鸭梨等。多饮用清凉的饮料并多喝水，用金银花、野菊花和胖大海三味中药泡茶就是一剂非常好的润喉良药。可适度增加鱼类、虾、肉类、奶类等优质蛋白的摄入量，以提高人体的免疫力。在补充蛋白质时要注意少吃羊肉、狗肉等过于温热的食物，注意避免过热、过辣的饮食刺激。忌食椒、姜、蒜、芥等辛辣的食物，不宜饮用浓茶、浓咖啡、酒等，不宜吸烟，少食油炸、腌制食物。

推荐代茶饮：护嗓饮

【材料准备】

食药物质：金银花5克、桔梗10克、玄参5克、麦冬10克、甘草3克。

【制作方法】将上述材料加入沸水焖泡约20分钟。

【功效】清热滋阴，祛痰利咽。

【用法】可反复冲泡至味淡，每日一剂。

【适用人群】适用于阴虚火旺，虚火上浮，口鼻干燥，咽喉肿痛者。

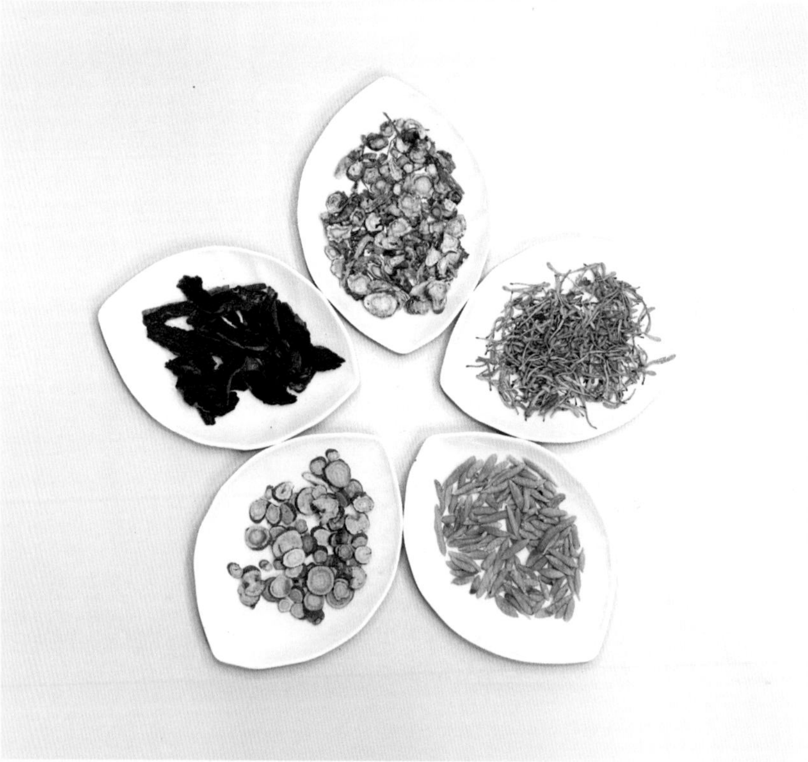

2. 心悸

心悸是一种自觉心脏跳动的不适感或心慌感。当心率加快时感到心脏跳动不适，心率缓慢时则感到搏动有力。心悸时，心率可快可慢，也可有心律失常，心率和心律正常者亦可有心悸。气温低的天气会导致心血管系统负担过重，血液从皮肤流入身体内，心脏需要加大工作量才能保持身体温暖。因此，寒冷天气从事高强度活动容易增加心脏负担。老年人比年轻人对气候更加敏感，因为年纪大的人心血管系统更加衰弱。另外，体重也会影响人们对气候的感受。

心悸与诸多因素相关，常见诱发因素有感受寒邪、情绪剧烈波动、瘀血阻络、气血阴阳的耗伤等。心悸常提示心脏类疾病问题，但不限于心脏类疾病，感染、贫血、心脏瓣膜病、甲状腺功能亢进等也可以引起心悸。

心悸患者首先应该到医院专科进行检查，排除重大疾病的风险，同时注意按时休息，适当释放压力，注意保暖。在饮食方面，应忌食过于刺激性的食物，如炸串、烤肉等，此类食物容易上火，耗伤人体的心阴，导致阴血不足，加重心悸的症状。忌食过于肥甘油腻性的食物。肥甘油腻性的食物容易生痰生湿，水湿的停留、痰浊的阻滞，容易加重心脉瘀阻，导致心失所养，使心悸症状加重。忌过食生冷性的食物，如冰激凌、冰镇饮料等，容易耗伤人体阳气，加重心阳虚的症状。

推荐代茶饮：桂枝甘草茶

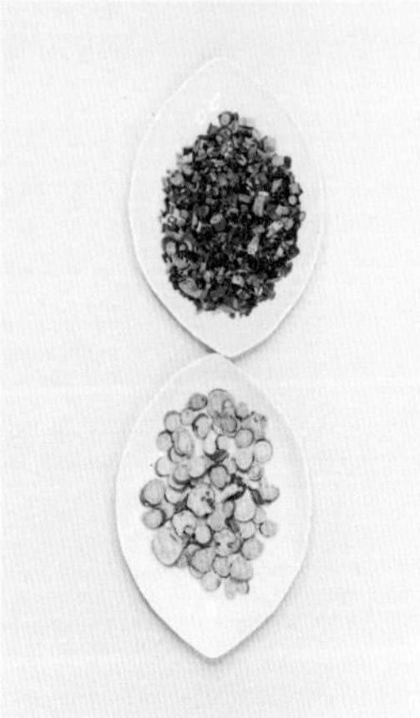

【材料准备】

食药物质：桂枝、生甘草各10克。

【制作方法】将上述材料加入沸水焖泡约20分钟，可反复冲泡至味淡，每日一剂，可作为辅助治疗。

【功效】温补心阳，安神定悸。

【适用人群】适用于心阳不振心悸者。主要表现为心悸不安，胸闷气短，面色苍白，畏寒肢冷，舌淡苔白，脉虚弱或沉细无力。

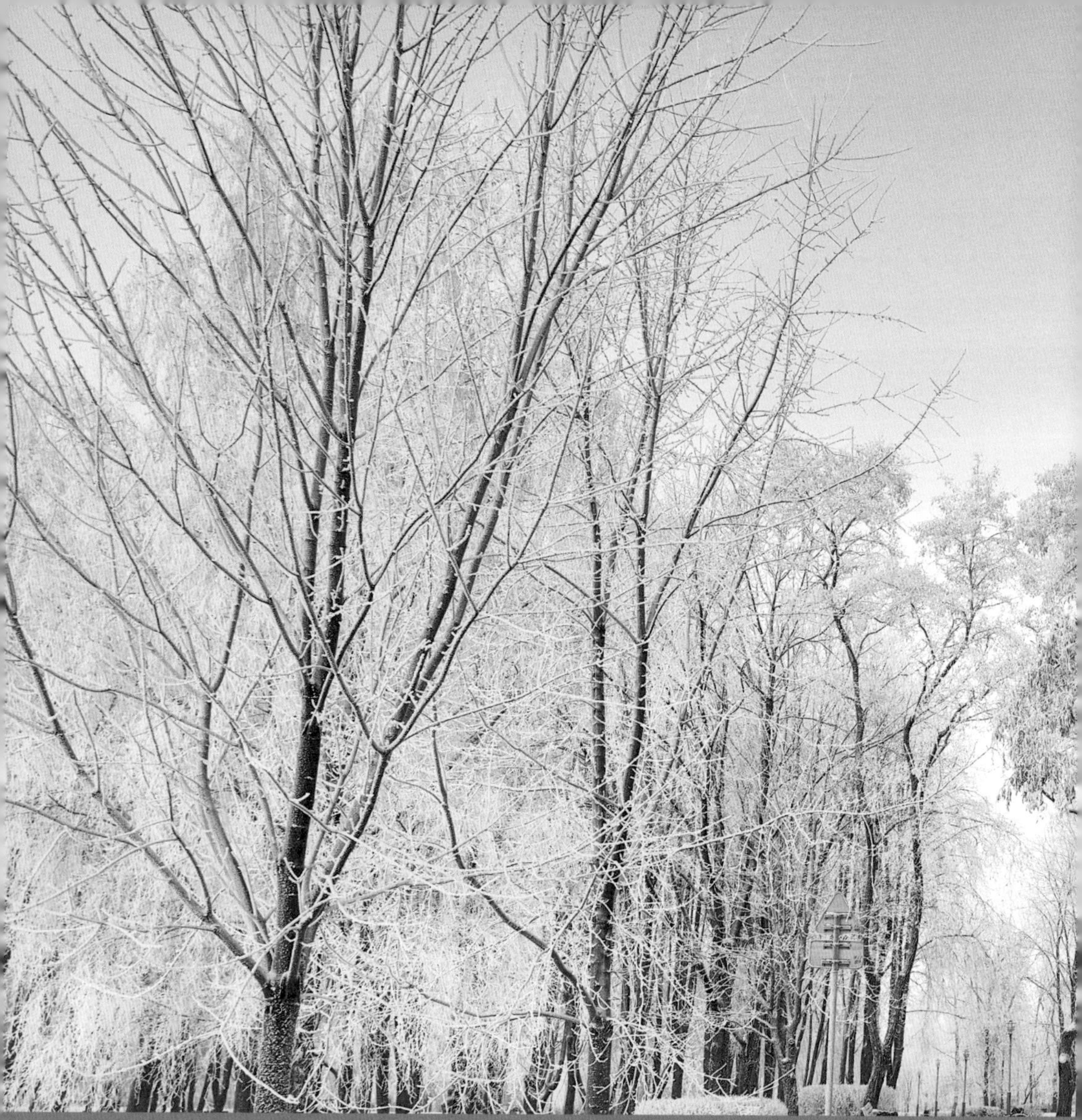

大雪节气天寒地冻，
宜固护精气，
注意防治头痛、消化道溃疡等病症。

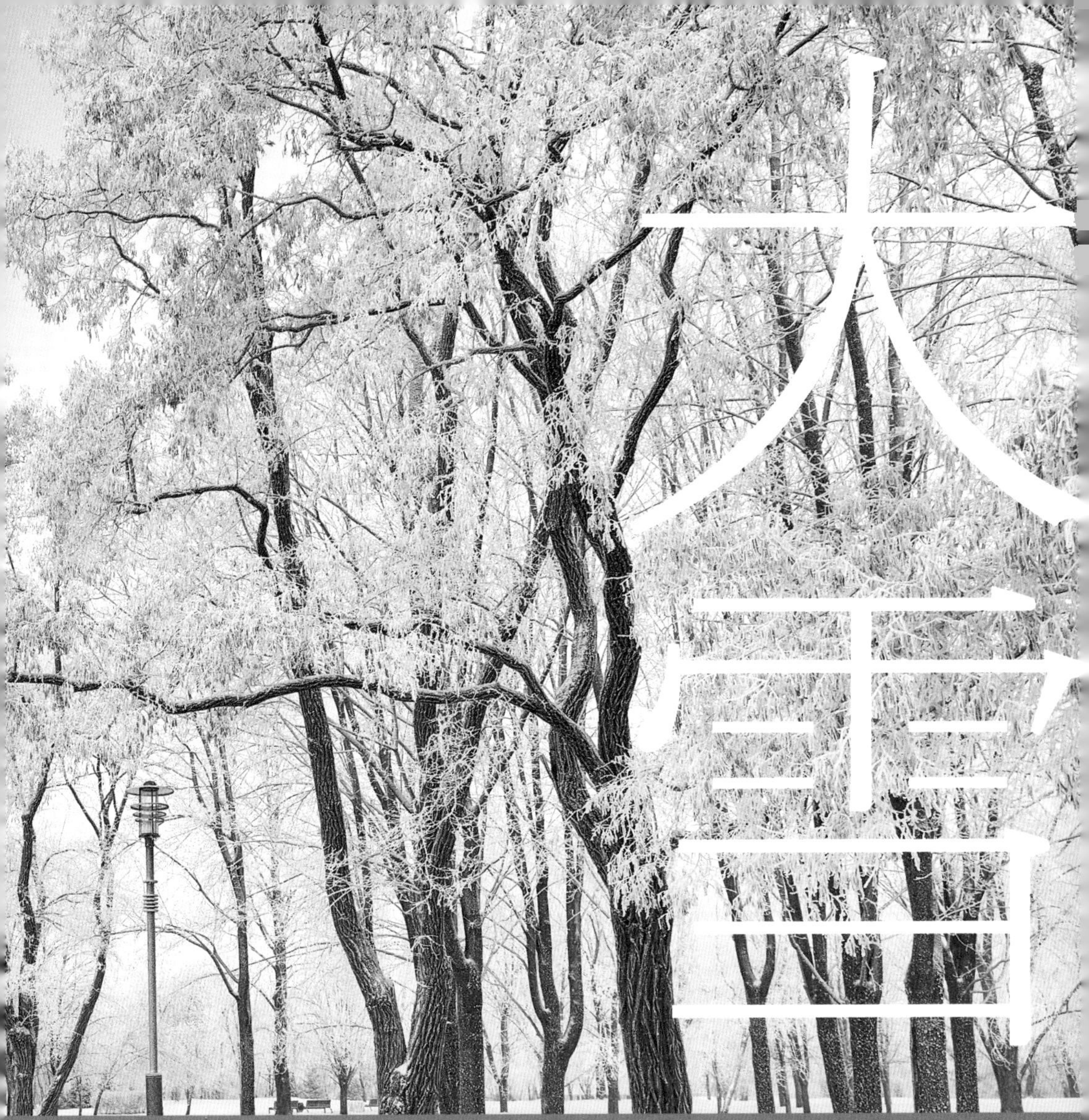

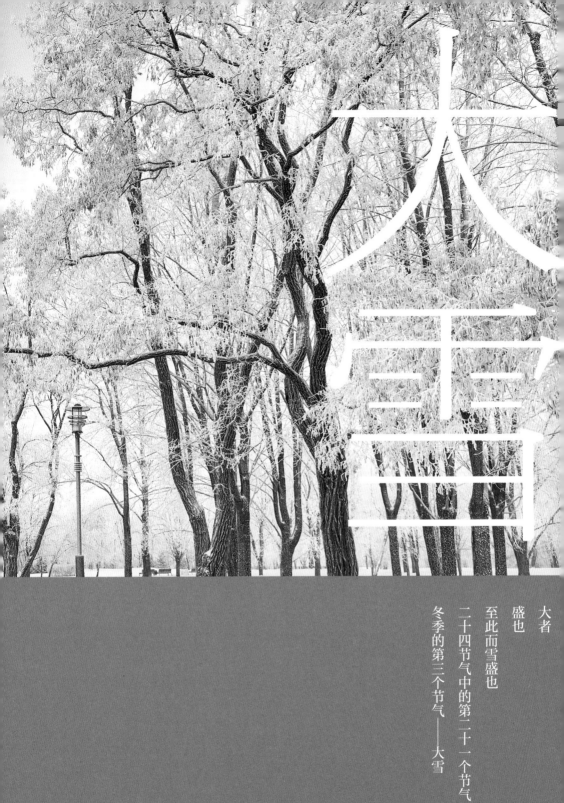

大雪

大者
盛也
至此而雪盛也
二十四节气中的第二十一个节气
冬季的第三个节气——大雪

大雪和小雪、谷雨、雨水等节气一样，都是直接反应降水的节气。大雪时节，平均气温已经低至-10℃，东北地区更是一派“千里冰封、万里雪飘”的模样。一般开始于每年的12月6日~8日。

大雪·三候

一候，鹖鴠不鸣 | 鹖鴠就是寒号鸟，它的叫声可能一说您就觉得再熟悉不过了，“哆哆哆哆哆哆，明天就垒窝”，便是依据它的叫声传唱出来的。到了大雪时节，由于气温过于冷肃，寒号鸟也停止了鸣叫。

二候，虎始交 | 古人认为，虎是阴物，大雪时节也就是仲冬十一月左右，此时阴气最盛，正所谓盛极则衰，阳气萌动，老虎开始求偶、交配，虎孕八个月，至第二年七月生。

三候，荔挺出 | 荔挺是一种草的名字，《颜氏家训》中记载“荔挺不出，则国多火灾”。三候也是形容植物感阳气萌动，抽出新芽的物候变化。

大雪·食养

大雪是相较于小雪而言的，大雪的意思是天气更冷，降雪的可能性比小雪更大了，并不指降雪量一定很大。此时自然界中阴气最盛，阳气潜藏，呈现一派阴寒之象。

冬不藏精，春必温病

什么是中医讲的“精”呢？精本身的含义是非常广泛的，但更多是指先天之精，也就是“肾精”。《灵枢·本神》曰：“生之来，谓之精。”中医认为，肾中精气的盛衰与人的生长、发育、生殖、衰老等一系列生命现象密切相关。因此，肾中精气充沛，人体正气旺盛，生命力强，就不容易感受外邪而致病。

什么是“温病”呢？温病临床表现为发热、口渴、心烦、小便短赤、舌红、脉数或细数。从现代医学角度看，多属细菌和病毒性感染，往往发病急、发展迅速、病情严重，有的时候还会造成流行性疾病传播。

“藏精”需要注意什么？中医认为，冬天里不注意固护精气，阳气被扰，人体易感受外邪，寒邪郁久化热，到了春天阳气升腾，伏热外发就会生“温病”。从经验总结来看，我们也不难得出这样的规律。冬天熬夜不注意休息、运动过度、汗出较多、忧思过度、欲望过多，这些都是不藏精的表现。

少辛增酸

人体顺应自然有“春生夏长秋收冬藏”的养生节律，大雪节气应顺应阳气收敛的保健原则，饮食方面应该适当多吃些有收敛、固涩作用的酸味食物。

一提到酸味，大家可能首先想到的就是“醋”了，那适不适合此时适当多食醋呢？中国是世界上最早发明醋的国家，醋是一种发酵的酸味液态调味品，多由高粱、大米、玉米、小麦以及糖类和酒类发酵制成。它在古代不仅是一种调味品，人们在治疗疾病时也常常使用。《随息居饮食谱》记载其味酸苦、性温。因酸主收敛，所以具有封藏阳气的作用。因此对于最开始的疑问，答案当然是肯定的。

体质区别

冬季进补是需要注意时令气候、地理环境、体质强弱、年龄大小、男女性别等区别，要“因势制宜”，避免“虚不受补”。

食养或食疗也应遵循《黄帝内经》之言，“虚则补之”“实则泻之”“寒则温之”“热则凉之”，根据人体的不同机体状态，调整人体气血阴阳至平衡状态。

简单来说：

偏寒体质的人，宜选用偏温热性质的食物。

偏热体质的人，宜选用偏寒凉性质的食物。

体形偏肥胖的人，一般多痰湿，因此宜选择清淡易消化、温化痰湿的食物。

体形偏消瘦的人，一般多虚火，因此宜选择养液生津、滋阴清虚火的食物。

推荐节气膳食：枣芡扁豆羊骨粥

【材料准备】

主要食材：羊骨头500克，糯米60克，料酒、白胡椒、葱段、姜片、盐适量。

食药物质：大枣2克，芡实3克，白扁豆2克，龙眼肉5克。

【制作方法】

（1）糯米洗净，用凉水浸泡3小时后捞起来，沥干水分。大枣洗净去除枣核；芡实、白扁豆、龙眼肉洗净备用。羊骨头清洗干净，敲成碎渣。

（2）取锅引入适当凉水，放入羊骨头块，加入料酒、白胡椒、葱段、姜片，大火烧开，去除血沫，再改成文火熬煮约90分钟，滤掉骨头、白胡椒、葱段、姜片。

（3）羊骨汤添加大枣、芡实、白扁豆、龙眼肉、糯米，开锅后转小火，用小勺不断搅动，约60分钟熬煮至糯米粥黏稠、软烂。

（4）粥内放入盐、葱、姜调味，再稍焖片刻即可。

【功效】健脾养胃，补气益肾，养血安神。

【食用方法】一人份，可在节气内常规食用。

【适用人群】适合失眠及虚劳体弱、泄泻者。内有痰火者慎用。

【膳食点评】大枣有补中益气，养血安神的功效；芡实可固肾涩精，补脾祛湿，防止大枣助湿气增长；白扁豆能够健脾化湿；龙眼肉有补益心脾，养血安神之功；而羊骨头可补肾强筋骨。

大雪·食治

中医认为大雪节气人情绪易低落，此时应注意调养神志。大雪节气气温很低，应注意保暖，防止受寒，若是素体虚弱，在此时则容易好发头痛、颈椎病、中风、心脏病、消化道溃疡等疾病。

1. 头痛

西医认为头痛是神经系统常见症状，是指眉弓以上至枕下部、颈上部范围的疼痛。引发头痛的原因有很多，如神经痛、颅内感染、颅内占位病变、脑血管疾病以及全身疾病等。精神紧张、压力过大也会引发头痛。

中医也称为头痛，分为外感头痛和内伤头痛。首辨阴阳，分清虚实。外感所致属实证，治疗应以驱邪活络为主。大雪节气一般以风寒二邪居多，故治疗以祛风散寒为主。内伤头痛多虚实夹杂，应辨证论治。

注意出门要戴帽子保暖，防止受寒。头为诸阳之会，固护阳气。注意控制不良情绪，保持放松，在心情平和时进餐。减少摄入刺激性食物，如辛辣、冰冷或过热的食品。

推荐药膳：葱豉粥

【材料准备】

食药物质：粳米50克，葱白、淡豆豉各10克。

【制作方法】粳米煮粥，下葱白、淡豆豉再煮沸即成。

【功效】疏风散寒、通络止痛。

【食用方法】每日2次，可作为辅助治疗。

【适用人群】外感风寒头痛者。主要证候为，头痛起病较急，其痛如破，痛连项背，恶风畏寒，口不渴，苔薄白，脉多浮紧。

2. 消化道溃疡

消化性溃疡主要指发生于胃和十二指肠的慢性溃疡，是一种多发病、常见病。溃疡的形成有各种因素，其中酸性胃液对黏膜的消化作用是溃疡形成的基本因素。绝大多数的溃疡发生于十二指肠和胃，故又称胃、十二指肠溃疡。

中医称为胃痛，本病的病因病机主要是饮食劳倦，忧思恼怒，七情刺激，肝失疏泄，脾胃运化失常，使胃黏膜受损而导致溃疡。本病病位在胃，与肝脾关系最为密切，临床治疗多以疏肝和胃、温中健脾、养阴益胃、活血化瘀、调理寒热为主。

大雪节气气温寒冷，这时由于寒冷刺激，人的神经系统兴奋性增高，支配内脏的自主神经处于紧张状态，在副交感神经的反射作用下，使胃肠调节功能发生紊乱，胃酸分泌增多，进而刺激胃黏膜或溃疡面，使胃产生痉挛性收缩，造成胃自身缺血、缺氧，从而引起胃病。

因此，要注意胃的保暖和饮食调养，日常膳食应以温软淡素、易消化为宜，做到少食多餐、定时定量，忌食生冷，戒烟戒酒。饮食建议吃面食、小米、冬瓜、土豆、山药、鸡蛋、肉类等促进消化道黏膜修复的食物，多补充维生素和蛋白质。

推荐药膳：小茴香粥

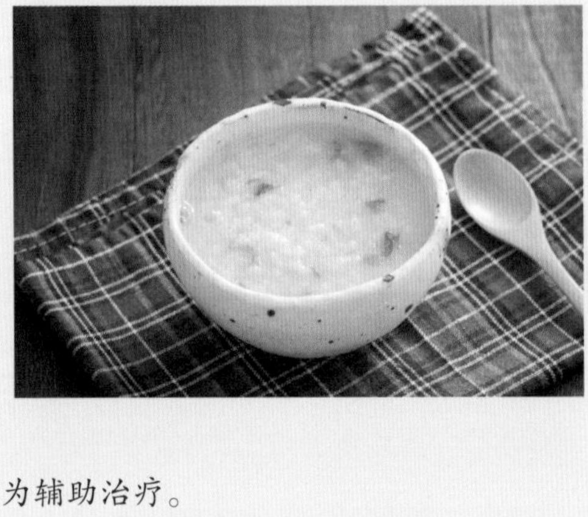

【材料准备】

食药物质：粳米50克，小茴香20克，盐适量。

【制作方法】小茴香炒制，放入纱布袋，水煎取汁后同粳米煮粥，加盐调味。

【功效】散寒止痛。

【食用方法】每日1次，可作为辅助治疗。

【适用人群】寒邪客胃胃脘痛者。主要证候为，胃脘痛暴作，恶寒喜暖，得温痛减，遇寒加重，口淡不渴，或喜热饮，舌淡苔薄白，脉弦紧。

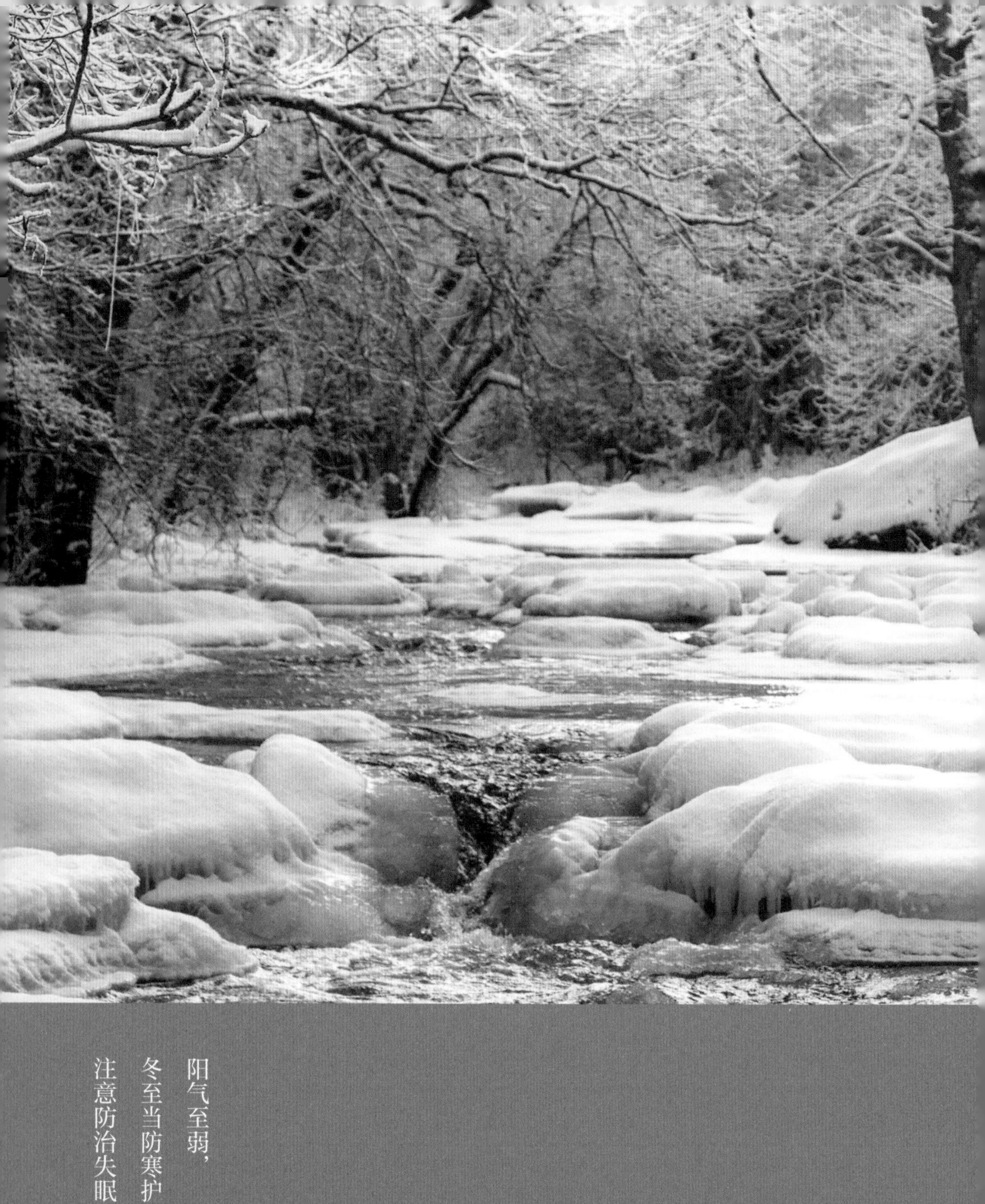

阳气至弱，
冬至当防寒护阳，
注意防治失眠、热淋等病症。

冬至

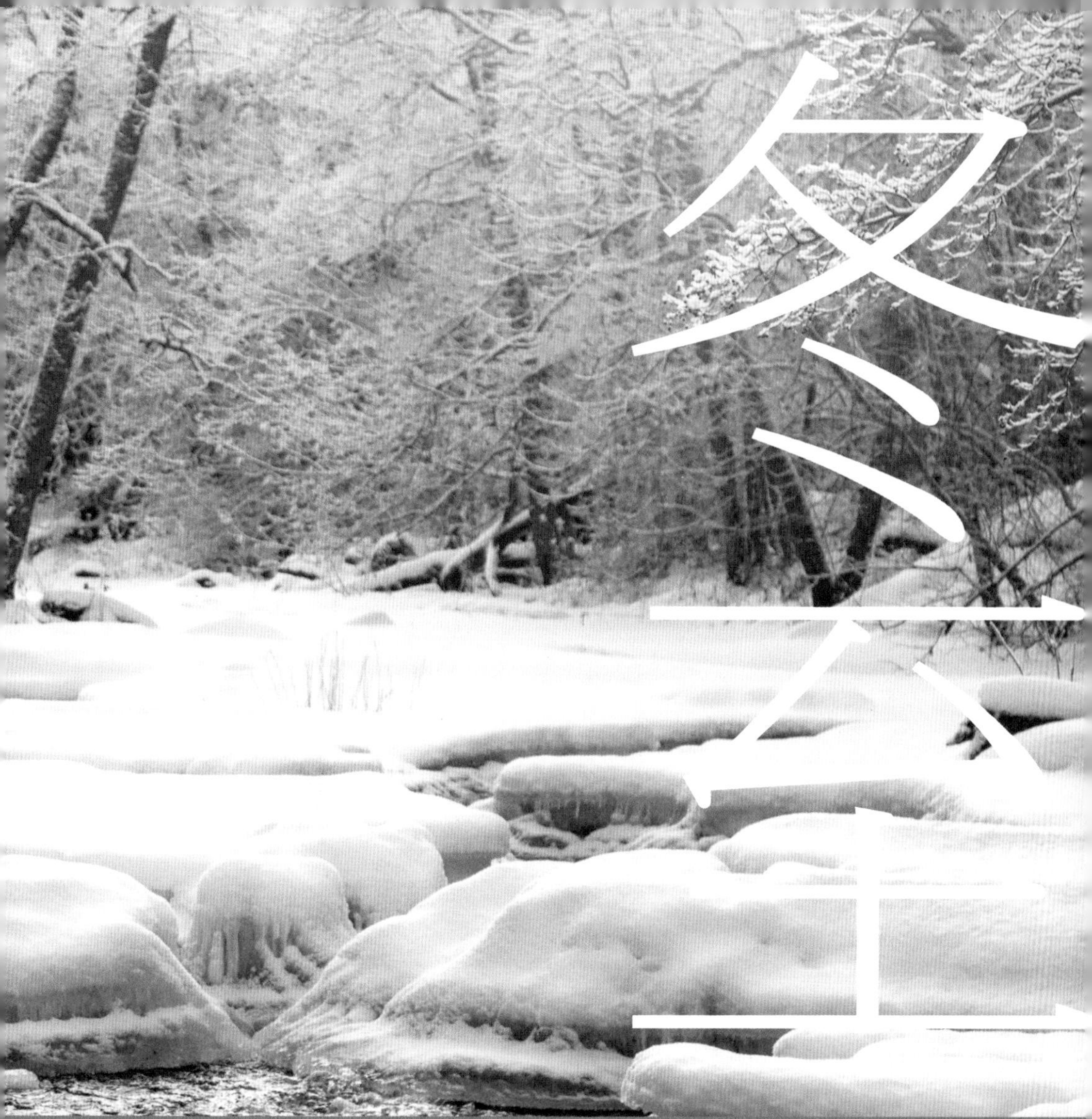

终藏之气
至此而极也
二十四节气中的第二十二个节气
冬季的第四个节气——冬至

冬至是一年中阴阳转换的关键节气，阴极之至，阳气始生，从阴阳相互转换的角度，冬至是一年的结束，也是新的开始。同时，冬至也处于冬季的中段，一般开始于每年的12月21日～23日。

冬至·三候

一候，蚯蚓结 | 蚯蚓是阴曲阳伸的生物，此时阳气虽已生长，但阴气仍很强盛，土中的蚯蚓仍然蜷缩着身体，如同打结了一般。

二候，麋角解 | 解，角退落也。古人认为麋的角朝后生，所以为阴，而冬至开始阳气渐长，麋感阴气渐渐消退而角脱落。

三候，水泉动 | 可以理解为由于阳气初生，所以此时山中的泉水可以流动并且温热。

冬至·食养

《通纬·孝经援神契》曰“阴极而阳始至，日南至，渐长至也。”冬至又称为日短日，此日太阳几乎直射南回归线，距离北半球最远，是一年里白昼最短、黑夜最长的一天。冬至节气的特点是阴尽阳生的交替，此时若静置至极，则缺乏活力，易积淀浊气，如同水洼，久置则腐。本来体弱或生病的人，则易加重。因此，冬至养生要护阳保暖，防寒邪扰动阳气；要静摄守志，让阳气得以内藏；要以艾灸扶阳，助阳气顺利萌生。

预防风寒邪气侵袭

冬至节气，阳气太弱，机体温煦、推动等功能不足，此时应忌食寒凉之物。宜食温热之品以保护脾胃，可食用羊肉、牛肉、韭菜、鸡肉等性温热的食物防“三九寒冷”。注意不可过食辛辣刺激之物。对于阴虚者应补充津液，可食用藕、萝卜、白菜、猕猴桃、柚子、橘子等滋阴去燥的食物。

预防食积日久化郁

冬季草木枯衰、天寒地坼的自然环境使人触景生情，郁郁寡欢，情不外达而郁于内，容易形成郁证，导致气血失和，诸病皆生。因此冬至节气切记不要暴饮暴食、摄入过多食物，导致身体无法运化。食补方面可以服用莲子、芡实、薏苡仁、赤豆、大枣、燕窝、银耳、猪肝等食物。

饮食推荐五个“一”

①一只鸡——御寒补身。鸡肉性微温，适用人群较广，很适合冬季清补。②一口羊肉——温阳补虚。北方更为寒凉，羊肉性温，具有散寒湿、补精血的作用。③一碗萝卜汤——化痰消食。“冬吃萝卜夏吃姜”，白萝卜有消积化痰顺气的作用。④一笼山药——健脾养胃。山药性平味甘，有补脾益肾、养肺、止泻之功效，脾胃好，才能更好吸收营养。⑤一碗栗子粥——温阳补肾。肾乃先天之本，冬季闭藏，正是补肾的季节。

推荐节气膳食：当归生姜羊肉汤

【材料准备】

主要食材：羊肉100g，葱30g，黄酒15毫升，盐2克。

食药物质：当归5g，生姜10g。

【制作方法】

（1）将羊肉切块、焯水备用。

（2）当归清水洗净，葱姜切片备用。

（3）羊肉、葱、姜、黄酒、当归同放砂锅内，加开水适量，武火煮沸后改用文火煲1小时左右放盐调味即可。

【功效】温中、补血、散寒。

【食用方法】一人份，可在节气内常规食用。

【适用人群】适用于血虚、阳虚体质人群，常表现为神倦乏力、头晕、心慌、怕冷等症。

【膳食点评】《金匮要略·腹满寒疝宿食病脉证治第十》有“寒疝腹中痛，及胁痛里急者，当归生姜羊肉汤主之”。羊肉温，主风眩瘦疾，小儿惊痫，丈夫五劳七伤，脏气虚寒。生姜，微温，辛，归五脏，去痰下气，止呕吐，除风邪寒热。黄酒，最能发湿中之热。当归生姜羊肉汤，最适合此时亚健康或健康人群用作日常食养保健。

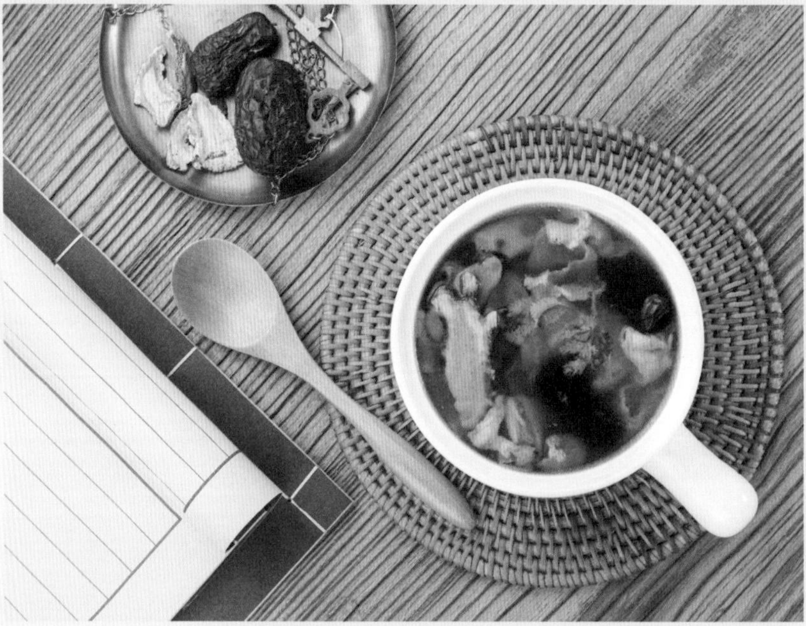

冬至·食治

冬至，阳气始生，代表下一个循环开始。因为冬至为阴阳转换的节点，所以人也容易出现阴阳失衡，出现不寐。冬至气温较低，如不注意足部保暖，还容易患淋证。

1. 不寐

不寐，西医又称失眠，是由于情志、饮食内伤、阴阳失调等病因，导致患者经常得不到正常睡眠的一类病症，常表现为难以入睡、入睡困难、过早或者间歇性醒等，可产生一些不适的感觉，比如疲倦、乏力、头痛、情绪不佳及注意力不集中等，影响患者的社会功能。

进入冬季，生活环境变化，室外寒冷室内热，部分人的体质比较敏感，对外界环境变化感觉反应较强，反应过度加上体质虚弱，气血循环不畅通，容易导致失眠。治疗上，以调整脏腑阴阳为主，可采取针灸、汤药等有效手段。失眠患者日常可食用清心安神、清肝泻火类食物，如芹菜、莲子、菊花、百合、蜂蜜、金银花、山栀、牡丹皮等，可熬粥、泡茶、拌凉菜等。同时注意补充蛋白质和维生素，如豆类、奶类、谷类、蛋类、鱼类、冬瓜、菠菜、苹果、橘子等，要保持营养均衡。失眠患者睡前2小时内不宜进食，不宜大量饮水。晚餐忌吃过于辛辣、肥甘厚味的食物，避免饮用酒精类饮料、咖啡、可乐以及茶饮料、浓茶等兴奋性饮品。

推荐药膳：藕丝羹

【材料准备】

食药物质：鸡蛋100克，鲜藕100克，山楂糕30克，蜜枣3颗，青梅10克。

【制作方法】藕切细丝，焯水；山楂糕、蜜枣、青梅切细丝；鸡蛋打匀，蒸蛋羹，将上述细丝撒在蛋羹上即可。

【功效】补益心脾，养血安神。

【食用方法】一人份，可在节气内常规食用。

【适用人群】心脾两虚失眠者。主要证候为，不易入睡，多梦易醒，心悸健忘，健脾食少，伴头晕目眩，四肢倦怠，腹胀便溏，面色少华，舌淡苔薄，脉细无力。

2. 淋证

西医多指泌尿系统疾病，如急性尿路感染、肾盂肾炎、泌尿系统结石等疾病。一般嘱咐患者注意保暖，养成良好生活习惯，保证作息时间规律。多饮水，多排尿。

中医认为，淋证有气淋、血淋、膏淋、石淋、热淋之分。治疗上先分清阴阳，辨证论治。在冬至发病的患者一般都有受寒的病史。可以多做艾灸，如督脉灸回阳。

饮食方面，可适当温补，以热胜寒。若为肾炎患者，应避免高盐饮食，如泡菜、咸菜、松花蛋、腌肉、海味、挂面等。在严重少尿及循环充血时应限制含钾高的蔬菜及水果，如黄豆芽、青蒜、芹菜、菠菜、竹笋、香椿、丝瓜、苦瓜、柑橘、香蕉等。若为慢性肾病患者，应进食低蛋白、低磷等饮食，多吃含铁、硒、锌等矿物质的食物，同时适量补充维生素A、维生素C、维生素E。

推荐代茶饮：利尿代茶方

【材料准备】

食药物质：车前草6克、茯苓15克、淡竹叶5克、灯芯草2克。

【制作方法】将上述材料加入沸水焖泡约20分钟。

【功效】清热解毒，利湿通淋。

【用法】可反复冲泡至味淡，每日一剂。

【适用人群】适用于主要表现为尿频、尿急、尿痛、尿赤的人群。

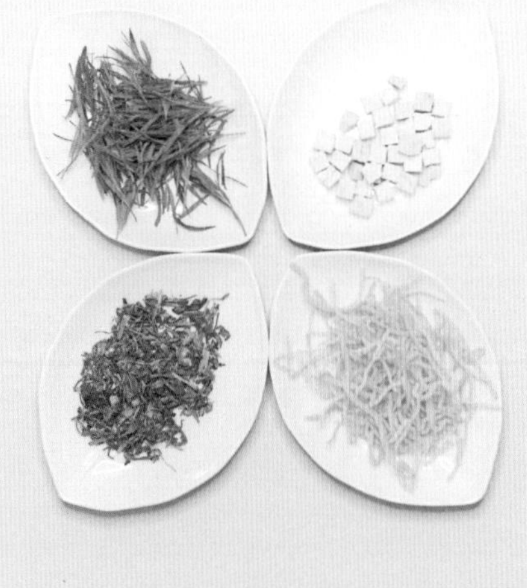

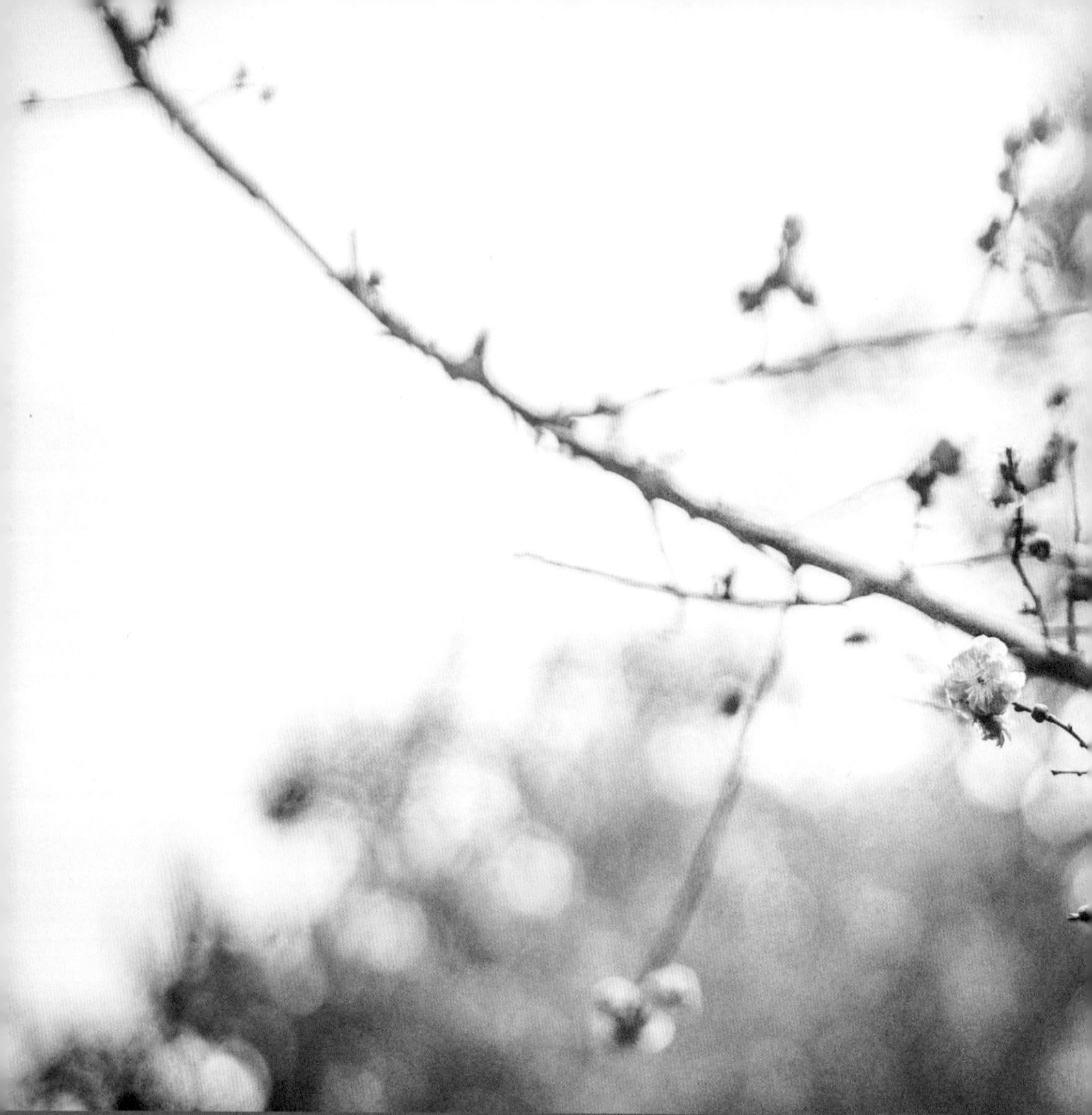

冷气积久而寒，小寒延续冬藏总原则，注意防治膝骨性关节炎、胃痛等病症。

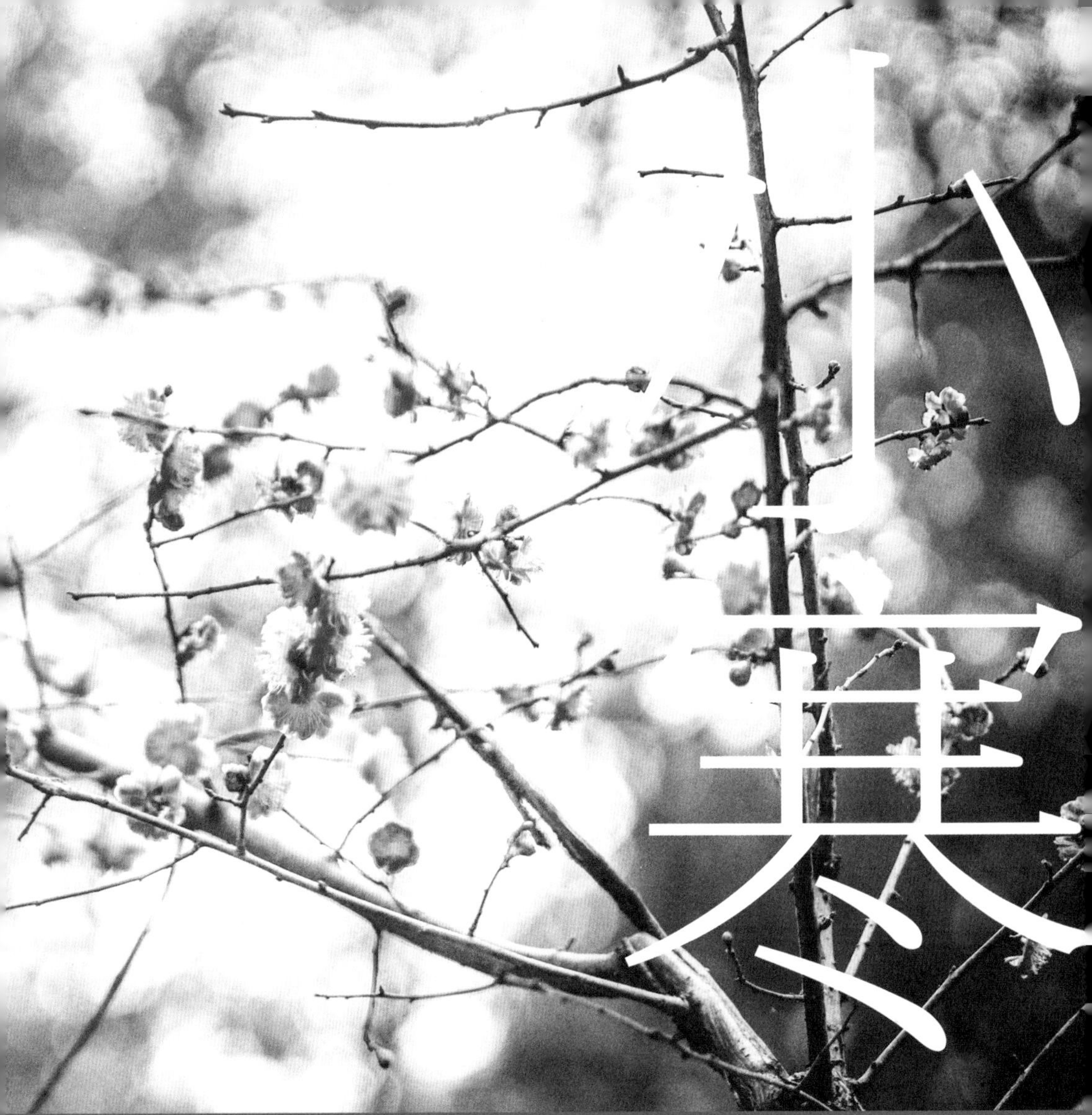

小寒

十二月节
月初寒尚小
故云
月半则大矣
二十四节气中的第二十三个节气
冬季的第五个节气——小寒

冷气积久而寒，虽然寒冷但还没到寒冷的极点。一般是在二九到三九阶段。俗话说冬练三九，小寒节气正处于这一阶段。一般开始于每年的12月21日～23日。

小寒·三候

一候，雁北乡｜“禽鸟得气之先”，鸟类在感知阴阳之气流转方面更加敏锐。雁北乡（xiàng），乡，向导之义。形容阳气渐生，太阳北移，南方过冬的大雁开始向北迁徙的现象。

二候，鹊始巢｜此时喜鹊已得来年之气，形容喜鹊开始衔草筑巢，准备孕育后代的现象。

三候，雉雊｜雉，文明之禽，阳鸟也；“雊”为鸣叫的意思。形容雉感阳气生长而鸣叫的现象。

小寒·食养

“小寒”是指天气渐寒，尚未“大寒”，“大寒”应比“小寒”冷，但在气象记录中，我国很多地区“小寒”都比“大寒”要冷，可以说“小寒”是二十四节气中最冷的节气，这是因为一年中最冷的隆冬。“三九天”就处在“小寒”内，因此才有“小寒胜大寒”之说。

寒性凝滞、寒性收引

小寒养生还是延续着冬季养生的总原则“藏”。中医认为“寒性凝滞，寒性收引”，由于天气寒冷，使人容易发生各种由“寒”引起的疾病，如感冒、关节痛、颈椎病、咳嗽、风湿性关节炎甚至是心脑血管疾病等。此时要尤其注意添衣防寒，饮食方面适当增加温性、热性食物，如糯米、高粱米、刀豆、南瓜、栗子、桂圆、荔枝、葱、蒜、花椒、辣椒、肉桂等。

打响“保胃”战

冬季是收藏的季节，也是积蓄力量以待“萌发”的季节，此时人体阳气内敛，胃的阳气也处于内敛状态，所以此时虽然要注意增加温热性的食材，同时也要注意少食肥甘厚味、生冷辛辣，避免加重脾胃消化负担。建议规律用餐，三餐定时、定量，不暴饮暴食，荤素搭配，做好“保胃”工作。

调气血、补肾脏

小寒因处隆冬，土气旺，肾气弱。寒气当令，人体阳气收藏，气血趋向于里，皮肤致密，水湿不能从体表外泄，而经肾、膀胱的气化，少部分变为津液而散布周身，大部分下注膀胱成为尿液，无形中加重了肾脏的负担。故而三九隆冬时，肾炎、肾盂肾炎、遗尿、尿失禁、水肿等病症多发，应注意养肾防寒。饮食方面宜减甘增苦，补心助肺，调理肾脏。在饮食上可多吃羊肉、牛肉、芝麻、核桃、杏仁、瓜子、花生、玉米、松子、葡萄干等。

推荐节气膳食：良姜归枣炖鲍鱼

【材料准备】

主要食材：鲍鱼100克，金针菇15克，清鸡汤、料酒、盐、姜丝适量。

食药物质：高良姜3克，当归1克，大枣3克，枸杞子3克。

【制作方法】

（1）鲍鱼肉带壳煮2分钟后取出，去壳用凉水冲洗干净备用。

（2）将金针菇洗净飞水备用。

（3）砂锅放入清鸡汤、姜丝、料酒，烧开后放入高良姜、当归、大枣、鲍鱼肉，炖30分钟；下金针菇、枸杞子和盐，再蒸5分钟取出即可。

【功效】温补气血，滋阴润燥。

【食用方法】一人份，可在节气内常规食用。

【适用人群】适用气血两亏者食用。口舌生疮、咽干、口苦、口干、双目发赤、小便短黄者慎用。

【膳食点评】高良姜辛热，可以散寒温中；当归补益气血，养血润燥；大枣补中益气，养血安神；枸杞子滋补肝肾，补益精气，明目安神。后二者与当归合用，气血双补，补益之力尤大，又可防止冬季血虚生燥，使温补而不上火。金针菇可以补益肠胃，还可以补益气血，是适合小寒进补的蔬菜。鲍鱼蛋白质丰富，可养血、柔肝、滋阴、益精，是滋补佳品。

小寒·食治

“血遇寒则凝”，小寒节气气温寒冷，血流速度慢，经脉痹阻，易发膝痹病。若小寒时节过食生冷，则寒邪内伤于胃，也易患胃痛。冬季气候干燥，尤其是北方，人们多有阴虚内热，所以又易发盗汗。

1. 膝痹病

膝痹病西医称之为膝骨性关节炎。中医认为这是由于邪气闭阻经络，影响气血运行，导致肢体筋骨、关节、肌肉等处发生疼痛或关节活动不利等症状的一种疾病。《素问·痹论》指出“以冬遇此者为骨痹”，又指出“其寒气胜者为痛痹”。说明了小寒节气寒邪盛，易侵害人的骨关节，发生疼痛。西医也同样把病位定在骨，以关节活动受限为主要体征，也同样认为多发于冬季，受凉后加重，得热而缓。本病好发于中老年人、体弱多病人群。此时应以祛寒为主，建议出门注意保暖，戴护膝，避免受寒。适当运动促进血液循环，增强骨密度。多吃温补类食物，如高良姜、牛尾、葱白等。

推荐药膳：桂枝温通粥

【材料准备】

食药物质：肉桂3克，桂枝6克，蜂蜜10克，甘草6克，大枣10克，粳米50克。

【制作方法】将桂枝、肉桂、甘草反复煎煮两次，每次20分钟，去渣留取药汁，加入洗净的粳米、大枣煮粥，粥成后加入蜂蜜调味。

【功效】散寒止痛。

【食用方法】每日早晚趁热食用，3~5日为一周期，可作为辅助治疗。

【适用人群】寒邪留滞，闭阻经络，致关节疼痛者。主要证候为，肢体关节疼痛，痛势较剧，部位固定，遇寒则甚，得热则缓，屈伸不利，形寒怕冷，舌质淡，苔薄白，脉弦紧。

2. 胃痛

胃痛为中医病名，是以上腹胃脘部近心窝处疼痛为主症的病证。胃痛早期主要是由外邪犯胃、饮食伤胃、情志不畅等导致胃气郁滞，胃失和降，不通则痛。《素问·举痛论》说："寒气客于肠胃之间，膜原之下，血不得散，小络急引，故痛。"指明了在小寒节气，因气温寒冷，寒邪内客于胃，而引发胃痛。明代《景岳全书·心腹痛》也指出："胃脘痛证，多因食、因寒……"

现代医学中的急慢性胃炎、胃痉挛、功能性消化不良及胃和十二指肠溃疡等病，同样是以上腹部疼痛为主要症状，都可参考本病辨证治疗。西医认为，其病因同样与饮食和气候有关。

小寒节气应多喝温水，注意保暖。饮食注意以下四个方面，避免刺激胃黏膜，引发疼痛。①忌刺激性食物，如浓茶、咖啡、芥末、辣椒等。②忌难消化食物，如坚果、年糕、烤肉等。③忌过酸食物，如高糖水果，避免食用后产酸增多。④忌生冷食物，尤其是经常性胃痛患者。

推荐节气膳食：良姜散寒粥

【材料准备】

食药物质：高良姜10克，炒小茴香20克，粳米50克。

【制作方法】高良姜、炒小茴香先水煎半小时，再加入洗净的粳米同煮为粥。

【功效】散寒止痛。

【食用方法】一人份，日服1剂，3日一周期。

【适用人群】寒邪客胃致胃痛者。主要证候为，胃痛暴作，恶寒喜暖，得温痛减，遇寒加重，口淡不渴，或喜热饮，舌淡苔薄白，脉弦紧。

3. 盗汗

中医认为盗汗是以入睡后汗出异常，醒后汗泄即止的一种病症。西医认为盗汗的症状与内分泌系统疾病、感染性疾病、神经或精神疾病、癌症或血液系统恶性肿瘤、心理因素、药物副作用等多种因素有关。单纯盗汗如能及时调治，预后较好，大多可以治愈或好转。

中医认为，夜间盗汗有可能是气虚或阴虚造成，如果是气虚引起的盗汗，一般有气短、乏力的表现，治法益气固表。如果是阴虚体质，阴不制阳，阳相对亢盛而致虚火炽盛，出现燥热症状，也会有盗汗的情况，表现为五心烦热，治法滋阴降火。小寒节气多发为阴虚火旺导致的盗汗。应避免进食辛辣食物。

推荐代茶饮：乌梅茶

【材料准备】

食药物质：乌梅1颗，茶叶适量。

【制作方法】乌梅、茶叶加水煎煮。

【功效】滋阴降火。

【用法】日服1剂。

【适用人群】阴虚火旺盗汗者。主要证候为，夜寐盗汗，或有自汗，五心烦热，或兼午后潮热，两颧色红，口渴，舌红少苔，脉细数。

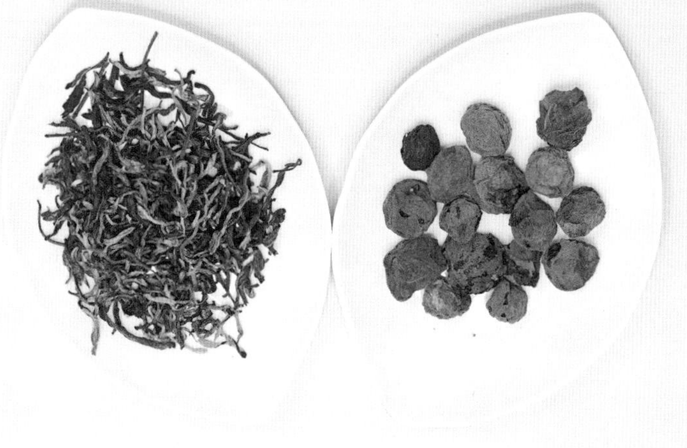

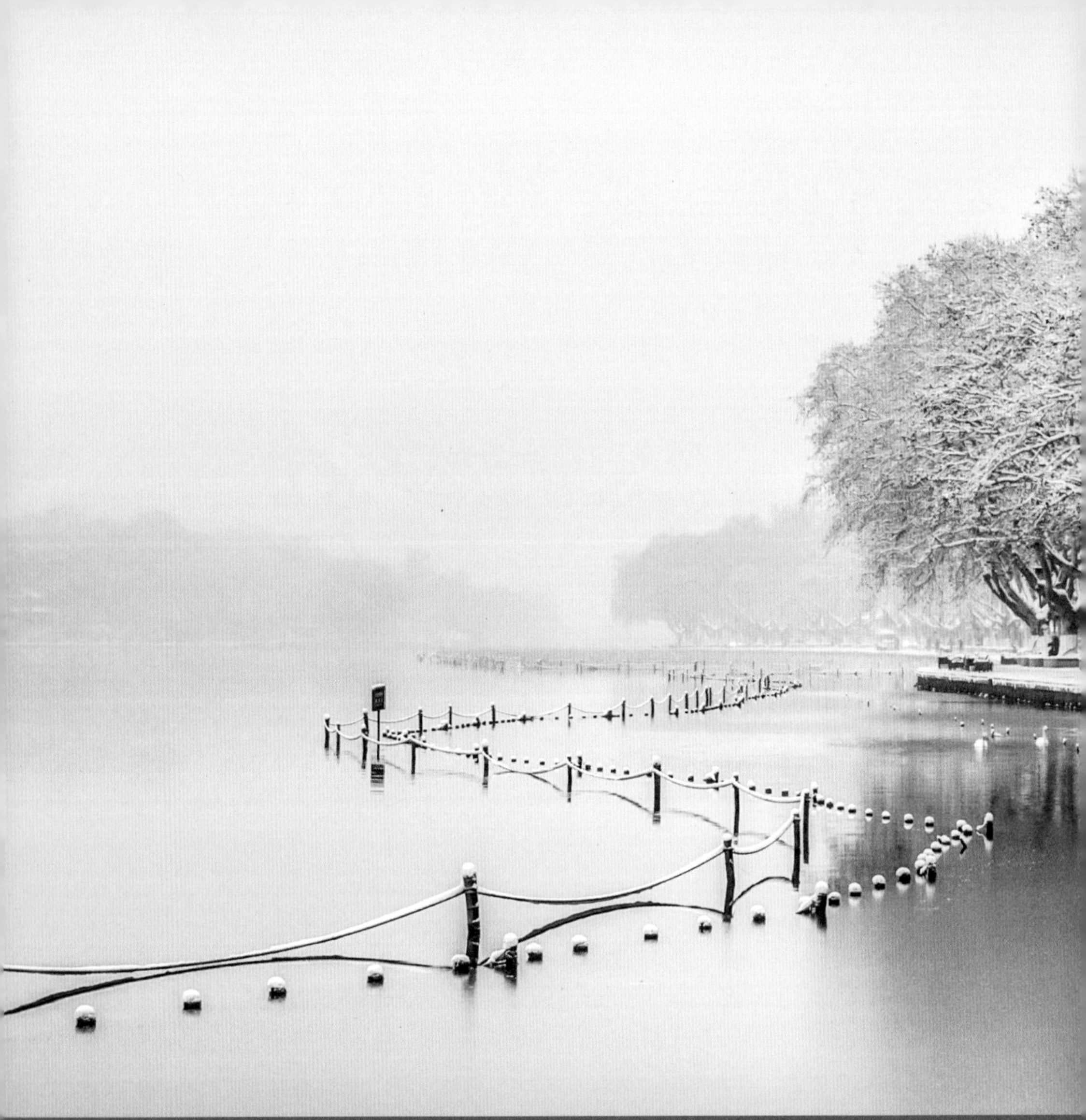

大寒节气寒气极，
节制欲望固肾脏，
注意防治呕吐、肺胀等病症。

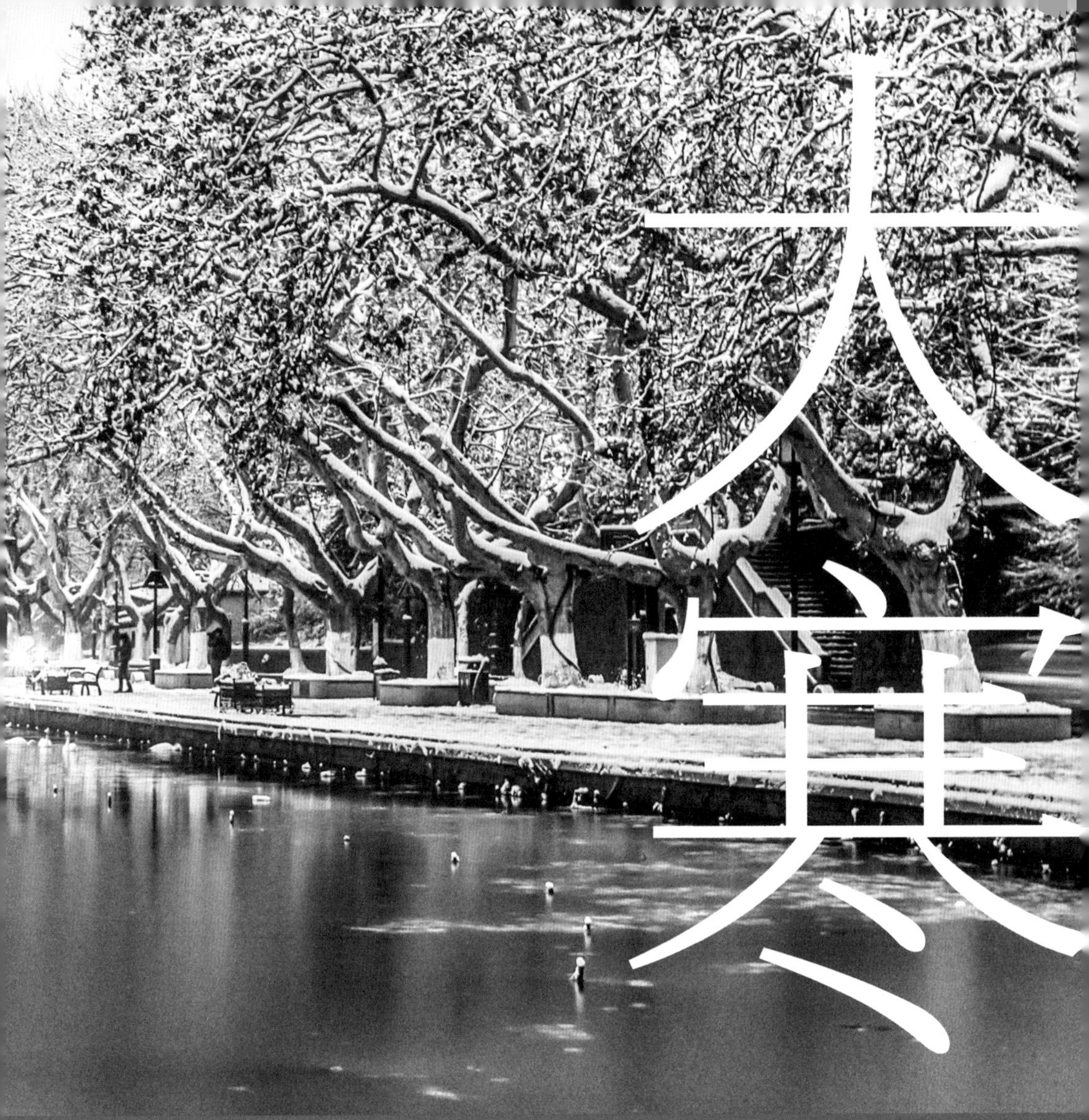

大寒

大寒

至此栗烈极矣

二十四节气中的第二十四个节气

冬季的第六个节气——大寒

大寒是冬季最后一个节气，也是一年中最后一个节气，与立春节气相承接，史一年“运”“气”循环变化的开始。一般开始于每年的1月20日~21日。

大寒·三候

一候，鸡乳｜鸡为水畜，得阳气而卵得育，昭示着新的生命力。

二候，征鸟厉疾｜征鸟乃鹰隼之属，此时征鸟寻找机会捕获食物来抵御严寒，动作猛厉迅疾，异常凶悍。

三候，水泽腹坚｜阳气尚微，东风未至，故河泽结而坚。立冬之时的冻只在浅层，如同冰冻在肤；大寒之时的冻在深处，水面与内部皆凝固，如同冰冻入腹。

大寒·食养

《灵枢·本神》曰：“智者之养生也，必顺四时而适寒暑，和喜怒而安居处，节阴阳而调刚柔，如是则僻邪不至，长生久视。”即是说人应顺应自然规律，并非被动地适应，而是采取积极主动的态度，掌握自然界变化的规律，以防御外邪的侵袭。

寒性收敛

寒为冬令之气，其性阴而凝敛。性阴故能伤阳，凝敛则外闭卫阳，内凝气机。古有记载：“冬时严寒，万类深藏，君子固密，则不伤于寒。(《伤寒论》)”

冬季万物闭藏，“固密者”才能不为寒邪所伤。固密者，“无劳尔形，无摇尔精”，即注意休息，不要过度劳力劳心，节制欲望，这样阳气就能内固而不散乱。只要人体的阳气充足，寒邪就很难伤人。所谓“正气存内，邪不可干”。

损伤阳气的途径有很多，除了起居、情志方面之外，多食生冷、不吃早餐等饮食不节的习惯也可引起。

大寒与立春相交接

冬不藏精者，春必病温。——《仁斋直指》

冬伤于寒，春必病温。——《素问》

大寒节气养生是否恰当是决定我们在春天能否保持健康的前提，如果冬伤于寒，当时可能没有任何伤寒的症状，但是寒邪内伏，至春天伏邪被引动或自动，就会发温病。那寒邪为什么会内伏呢？一是出汗太多，腠理开泄，邪气伏于肌肤。二是房事不节或熬夜等伤精过多，内虚受寒而致邪伏于少阴。

在饮食上也应顺应季节的变化。大寒进补的食物量逐渐减少，多添加些具有升散性质的食物，以适应春天万物的升发。

年节养生莫大意

每到大寒时节，人们便开始忙着除旧迎新，准备年货，生活中充满喜庆的气息。然而起居规律被打乱，过多的油、糖、酒的摄入，突然的情绪变化等都会增加节日期间出现胃肠功能紊乱、心脑血管疾病的风险。

推荐节气膳食：刀豆茴香焖排骨

【材料准备】

主要食材：猪排骨80克。姜丝、葱丝、蒜末、红辣椒、食用油、料酒、酱油、陈醋、盐、味精各适量。

食药物质：刀豆5克，八角茴香1克，黑胡椒1克，肉桂1克。

【制作方法】

（1）将刀豆用水泡软备用；猪排骨洗净切块。

（2）在洗干净的锅中放入适量的食用油，加入姜丝、葱丝、蒜末、料酒等爆香，将准备好的刀豆和猪排骨放入锅中煸炒5分钟。

（3）在锅中倒入适量的开水，水量能盖住刀豆和排骨即可，加入八角茴香、黑胡椒、肉桂、红辣椒、酱油、陈醋、盐、味精，煮至七成熟。然后用小火焖熟，即可。

【功效】温阳散寒，温补脾胃。

【食用方法】一人份，可在节气内常规食用。

【适用人群】恶寒身痛、胃寒呃逆、阳气虚弱者。火邪上炎者慎用。

【膳食点评】刀豆茴香焖排骨中刀豆性温，味甘，可温胃散寒，下气止呃，适宜于脾胃虚寒的人群。八角茴香温阳散寒，理气止痛；黑胡椒温中散寒止痛，醒脾开胃。大寒时节应该多吃颜色红润辛辣的食物，所以用红辣椒，其含有辣椒素、芳香性挥发油，可增进食欲、促进血液循环、驱寒抗冻，还能改善咳嗽、头痛的症状。肉桂补元阳，除积冷，暖脾胃，通血脉，配合其他食材可抵御风寒而不忘补益，适合寒冷季节进补食用。

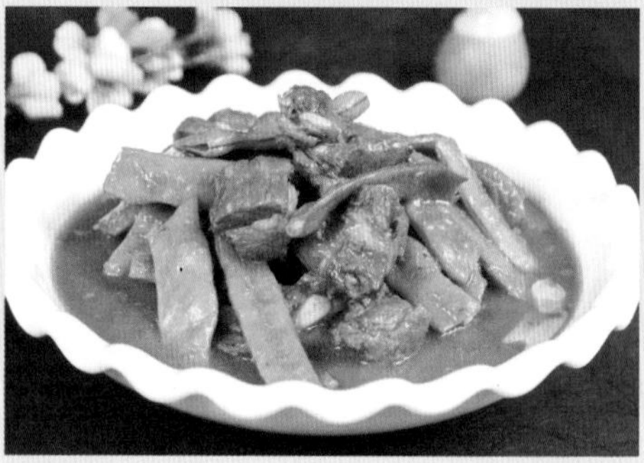

大寒·食治

大寒节气寒意逼人，是一年中气温最低的时候，此时人们应该注意保暖，避免着凉，要比以往更加注意饮食，此时人体的阳气在一年之中最弱，如果饮食生冷，肠胃阳气不足，不能消化，或保暖不够寒气外袭引发胃肠痉挛，则诱发呕吐。大寒节气，冷空气强刺激也好引发呼吸系统疾病，如肺胀等。日常养生应注意通风，保持环境卫生，适当运动增强肺活量。

1. 呕吐

呕吐是中医病名，是指胃失和降，气逆于上，迫使胃中之物从口中吐出的病症。西医的幽门梗阻、神经性呕吐、幽门痉挛、贲门痉挛也会出现呕吐。有声无物是呕，有物无声是吐，临床上一般呕与吐常同时发生，故合称呕吐。《素问·举痛论》曰："寒气客于肠胃，厥逆上出，故痛而呕也。"说明了寒邪内客于肠胃，肠胃受寒邪刺激，食物上逆，而被吐出。突出了大寒节气寒邪致病的特点。临床上也多由于过食生冷，或衣着单薄，冷空气外袭刺激胃肠而致呕吐。都与寒邪有关。

在本节气，应注意防寒保暖，增添衣物。饮食节制，也可以预防或缓轻呕吐症状，建议少量多餐，每餐次时间间隔2小时左右。干稀分食，两者间隔时间大于半小时。不要进食过甜、油炸及高脂肪的食物。细嚼慢咽可促进唾液分泌，有助于营养物质的消化吸收。晨起恶心的患者可在起床前进食少量点心，如饼干、面包等，少用或不用液体。喝常温的清淡饮料，如淡茶水、金银花茶、莲心茶及鲜榨果汁(不宜加热)。进食后2小时避免平躺。

推荐药膳：胡椒生姜汤

【材料准备】

食药物质：生姜片30克，胡椒1克。

【制作方法】胡椒研磨成粉，加入生姜片，煮沸即可。

【功效】温中止呕。

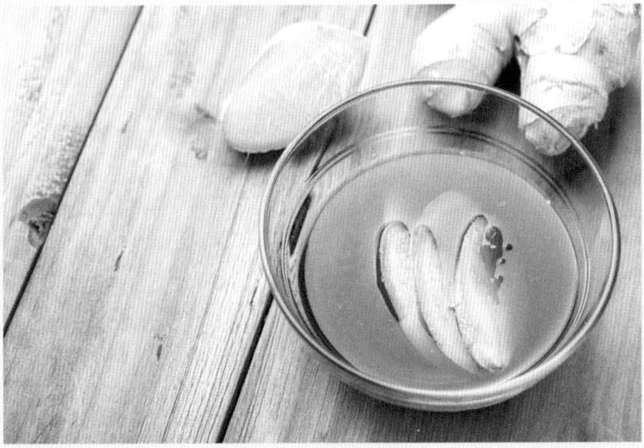

【食用方法】一人份，日服1剂，症状缓解即止。

【适用人群】寒邪犯胃呕吐者。主要证候为，突然呕吐，胸脘满闷，发热恶寒，头身疼痛，舌苔白腻，脉濡缓。

2. 肺胀

肺胀是多种慢性肺系疾病反复发作，迁延不愈，导致肺气胀满，不能敛降的一种病证。多见于老年男性，特别是吸烟者。西医称之为肺气肿，临床表现为胸部膨满、憋闷如塞、喘息上气、咳嗽痰多等。巢元方《诸病源候论·咳逆短气候》认为“肺虚为微寒所伤则咳嗽……而肺本虚，气为不足，复为邪所乘，壅痞不能宣畅，故咳逆短气也”。说明肺本为娇脏，受寒邪所伤，即失宣降，形成肺胀。

建议外出佩戴围脖，适当运动。饮食上以清淡、易消化为原则，不可太咸，否则因水钠潴留可致支气管黏膜更加充血、水肿，产生咳嗽、气喘等症状。忌油炸、易产气的食物。

推荐药膳：姜豉饴糖

【材料准备】

食药物质：干姜30克，淡豆豉15克，饴糖250克。

【制作方法】干姜、淡豆豉加水煎煮，每30分钟取液一次，取三次后合并煎煮小火浓缩，加入饴糖。熬煮至用铲挑起成丝而不甚黏时停火，倒入容器中冷却，固定成型后分成100块。

【功效】温肺散寒，涤痰降逆。

【食用方法】每日1块，连服数日，作为辅助治疗。

【适用人群】外寒里饮肺胀者。主要证候为，喘满不得卧，气短气急，咳痰白稀量多，呈泡沫状，胸部膨满，口干不欲饮，面色青黯，周身酸楚，头痛，恶寒，无汗，舌体胖大，舌质黯淡，苔白滑，脉浮紧。